JOSEF KARL

Gesund durch natürliche Lebensweise

Erkenntnisse und Erfahrungen des bekannten Heilpraktikers mit Ratschlägen für gesundheitsbewußte Ernährung, körperliche Ertüchtigung und seelisches Wohlbefinden

WILHELM HEYNE VERLAG
MÜNCHEN

HEYNE RATGEBER
08/9050

*Meinen Eltern
in Dankbarkeit gewidmet*

2. Auflage

Printed in Germany 1986
Umschlagfoto: Bildagentur Mauritius, Mittenwald
Umschlaggestaltung: Atelier Ingrid Schütz, München
Satz: Schaber, Wels/Österreich
Druck und Bindung: Ebner Ulm

ISBN 3-453-41701-1

Inhalt

Vorwort

Die *Natur* hat immer recht — wenn der Mensch im *Einklang* mit ihr und nicht gegen sie lebt, wird es ihm gut gehen. Die Chinesen sagen: »Wer die Gesetze der Natur verletzt, wird unglücklich.«
Wir stützen uns bei der *Gesundheitsvorsorge* auf *die fünf Säulen der Naturheilkunde:*

Licht
Luft
Wasser
Bewegung
Ernährung

Auf diese *Grundpfeiler* wird in diesem Buch eingegangen (Hautpflege, Atemübungen, Sonnenbäder, Kneippsche Therapie, Gymnastik und Bewegungsprogramm, Diäten).
Was den Menschen im einzelnen betrifft, so werden *die fünf Grundfunktionen seines Organismus* dargelegt:

Appetit
Stuhlgang
Schlaf
Das Seelische
Sexuell-hormonelles Gleichgewicht

Man kann davon ausgehen, daß man sich wohlfühlt, wenn diese in Ordnung sind. Folglich wird auch darauf im einzelnen genau eingegangen. *Pflege dieser Grundfunktionen ist also echte Gesundheitsvorsorge.*

Das Buch entstand nicht am grünen Tisch. Der Verfasser hat in einer großen Naturheilpraxis in zwanzig Jahren sehen können, worauf es heute ankommt, wenn man gesundwerden und gesundbleiben will.

Einleitung

Der bekannte Arzt Dr. med. Peter Beckmann, Sohn des Malers Peter Beckmann und Begründer der Ohlstädter Kur (bei Murnau/ Obb.), sagt:
»Der Erfolg der Bemühungen der Medizin ist bisher nicht erheblich. Der Krankenstand steigt, die Zahl der Herzinfarkte steigt, die Kosten für die Behandlung steigen.« Und weiter: »Der Erfolg der Bemühungen der Medizin ist ein Mißerfolg trotz, möglicherweise sogar wegen dieser ungeheuren Aufwendungen, die den Menschen in einer gewissen Sicherheit wiegen und seine Gesundheit als ein erwerbbares oder verordenbares Gut erscheinen lassen.«
Wenn Sie mit Ihrer (einer) Krankheit alle Instanzen durch sind (Hausarzt, Facharzt, Klinik, Heilpraktiker), so werden Sie eine wichtige Erfahrung gemacht haben: nämlich die, daß Sie in vielen Fällen verlassen sind, wenn Sie sich nicht selbst helfen können.
Daß Sie von heute an *mehr wissen*, was *Sie selbst tun können*, um Ihre Gesundheit *nicht erst zu verlieren*, sondern den einfacheren, leichteren *Weg des Vorbeugens* gehen können — dafür ist dieses Buch geschrieben.

Sein Motto ist ein chinesisches Sprichwort:
»Wer die Gesetze der Natur verletzt, wird unglücklich«.

Wie man krank wird und wie man gesund bleibt

> Selbst die kleinste Handlung, scheinbar einfach, betrachtet mit Mißtrauen! Untersucht, ob es nötig ist, besonders das Übliche! Wir bitten euch ausdrücklich, findet das immerfort Vorkommende nicht natürlich!
>
> BERTOLT BRECHT

»Von nichts kommt nichts«, sagt ein altes Sprichwort, und wenn ein Mensch eine Krankheit bekommt, dann geht häufig eine länger dauernde Belastung — meistens sogar mehrere gleichzeitig — voraus. Man kann in einem Kernsatz geradezu sagen: Wenn mehrere Faktoren das oberste und wesentlichste Steuerungsorgan des menschlichen Organismus, nämlich das vegetative Nervensystem, über einen längeren Zeitraum ständig ermüden, dann muß eine Krankheit geradezu zwangsläufig ausbrechen. Es ist also nicht nur eine Ursache, die letzten Endes Krankheiten erzeugt, sondern vielmehr das Zusammentreffen mehrer Ursachen über einen längeren Zeitraum hinweg.

I. Zehn Faktoren, die das vegetative Nervensystem belasten und chronisch müde machen:

1. **Seelische Belastungen (Ärger, Kummer, Leid etc.).**
2. **Falsche Ernährung über längere Zeit.**
3. **Chronische Infektionsherde im Körper (Zähne, Mandeln, Nebenhöhlen etc.).**
4. Genußmittelmißbrauch (Nikotin, Alkohol, Kaffee, schwarzer Tee, Rauschdrogen).
5. Belastung durch chemische Stoffe (stark wirkende chemische Arzneimittel, Fremd- und Schadstoffe in den Lebensmitteln wie Konservierungsmittel, Farbstoffe, Hormone, Antibiotika, giftige Abgase in der Luft, z. B. Auto-, Industrie-, Heizungsgase).

6. Größere Temperaturschwankungen, übermäßige Hitze, länger dauernde Auskühlung, Durchnässung, starke Kältereize, andauernde Feuchtigkeit; Reizfelder der Erde (z. B. Schlafen auf einer Wasserader).
7. Ständiges Schlafdefizit.
8. Andauernder Bewegungsmangel.
9. Umweltstreß (Lärm, Hetze).
10. Soziale Belastungsfaktoren (ungünstiger Arbeitsplatz, schlechte Wohnungsverhältnisse, einseitige Berufsarbeit).

II. Die ersten harmloseren Symptome chronischer Überlastung (Übermüdung)

1. Kribbeln, Ameisenlaufen oder Einschlafen der Hände.
2. Immer wieder auftretender ungeformter und schmieriger, stinkender Stuhlgang (Darmfäulnis).
3. Schlafstörungen.
4. Häufig sich wiederholende Angstträume.
5. Nieskrämpfe und übermäßiges Gähnen.
6. Ständiges Frieren (kalte Hände, kalte Füße ohne besonderen Grund).
7. Grundloses Schwitzen (feuchte Hände, übermäßiger Achselschweiß).
8. Muskelzuckungen, anhaltendes Unterlidzucken.
9. Knacksen von Gelenken.
10. Gefäßschwäche: »absterbende« Finger, plötzlich auftretende und wieder verschwindende rote Flecken am Hals und im Gesicht.
11. Schleimhauttrockenheit.
12. Chronische Stuhlverstopfung.

Übergeht man diese ersten Anzeichen und kann die Ermüdungsfaktoren nicht abbauen und reduzieren (Arbeitsverringerung, Urlaub, erholsames Wochenende, bessere Einstellung zu den Lebenswirklichkeiten), dann kommt es innerhalb weniger Monate zu ernsteren, sich an die Gruppe II anschließenden Symptomen, die den Übergang von Übermüdung zu Erschöpfung ankündigen.

III. Übergang von Übermüdung zu Erschöpfung

1. Dauernde Müdigkeit (schon morgens und auch nach Erholungstagen).
2. Dauernde Schlaflosigkeit.
3. Ständig wiederkehrende Neigung zu Katarrhen, Erkältungen, Infektionen, Entzündungen (Mandelentzündungen).
4. Rheumatische Erscheinungen, Morgensteifigkeit.
5. Ständige Nervosität, andauernde Reizbarkeit.
6. Depressionen.
7. Sogenanntes Herzstolpern (Herzunregelmäßigkeit ohne organischen Hintergrund, Herzgefühl ohne organische Erkrankung).
8. Wiederkehrende Kopfschmerzen, Schwindel, die andauern.
9. »Schlechtes Aussehen«.

Das sind nun schon Alarmzeichen! Jetzt ist der Ausbruch einer handfesten Krankheit (Bronchitis, Mandelentzündung, Lungenentzündung, Venenentzündung, Magenschleimhautentzündung, Kreislaufkollaps, Herzinfarkt) nur mehr eine Frage der Zeit und weiterer Belastungen. Wenn jetzt noch ein Schicksalsschlag unvorhergesehen zu den chronisch ermüdenden Faktoren unter I. dazukommt, dann kann es sehr schnell zu einer sogar lebensbedrohenden Situation kommen.
Was kann getan werden, um eine chronische Übermüdung des vegetativen Nervensystems als oberster Leitzentrale zu verhindern? Die Sache ist jetzt ganz einfach: möglichst viele Punkte, die unter I. angeführt sind, müssen bereinigt werden.

1. Da seelische Belastungen nicht einfach aus der Welt zu schaffen sind, muß man sich um eine neue Einstellung zu den Dingen bemühen. Durch autogenes Training, Entspannungs- und Atemübungen, Meditation und Gebet kann man es möglich machen, Leid, Kummer und Sorgen besser zu ertragen. Urlaub und Milieuveränderungen sind heilsam — in äußersten Fällen muß sogar ein Berufswechsel ins Auge gefaßt werden.
2. In drei Punkten kann aufgezeigt werden, welche Nahrungsmittel nicht ermüden, welche mäßig und welche stark ermüden

— und eben über diese chronische Ermüdung ein ständiger Belastungsfaktor werden können:

a) *Nicht ermüdende Ernährung*
Kräutertees, Frucht- und Gemüsesäfte, Milch, Sauermilchprodukte, Getreide, mageres Fleisch (gekocht; ausgenommen Mastfleisch), Honig, Rohkost (Salate, Rohgemüse), gekochtes Gemüse, Öle, Knäckebrot, magerer Fisch (gekocht), Obst, Trockenobst.

b) *Mäßig ermüdende Ernährung*
Kompotte, Teigwaren, Konservennahrung, Weichkäse, Bier und Wein in kleinen Mengen, grobes Vollkornbrot, frisches Brot, Weißmehlprodukte, Pilze und Nüsse, Kohlsorten, Hülsenfrüchte, Butter (nicht heiße), Eier, Rahm, Kartoffeln, Marmeladen, Gelees (soweit ungezuckert und ohne chemische Zusatzstoffe).

c) *Stark ermüdende Ernährung*
Süßigkeiten (Zucker, Schokolade, Pralinen, Bonbons, Kuchen und Torten), fettes Fleisch in jeder Form, fette Wurst sowie grundsätzlich Gebratenes und Gebackenes (mit erhitztem Fett zubereitetes), Teigwaren in Fett oder Öl erhitzt (Omelett, Pfannkuchen, Krapfen), Hartkäsesorten, kalte Getränke, Eis, unzureichend gekochtes Gemüse (insbesondere Hülsenfrüchte), Spirituosen (Schnäpse, Liköre), erhitzte Fette und Öle, Mayonnaise, Schlagsahne, Pudding, Süßspeisen als Nachtisch, Pommes frites, Geräuchertes.

3. Die Zähne müssen bei Herdverdacht geröntgt werden, die Nebenhöhlen ebenso (Kiefer- und Stirnhöhle); notfalls müssen Zähne, die auf Eiter sitzen bzw. tot sind, entfernt und die Nebenhöhlen behandelt werden. Sprechen chronisch entzündete Mandeln auf die üblichen Behandlungsmethoden nicht an, bleibt im äußersten Fall noch die Entfernung.
4. Das Rauchen von einem Tag zum anderen ganz aufzuhören ist oft leichter, als statt 30 Zigaretten nur mehr 7 zu rauchen. Es geht nicht darum, daß man gar keinen Alkohol, gar keinen Kaffee und gar keinen schwarzen Tee trinkt: die Menge macht's bekanntlich!
5. Ein eigener Garten, in dem nicht gespritzt und chemisch ge-

düngt wird, sorgfältiger Einkauf der Lebensmittel und sogenannte Sauerstofftage am Wochenende durch Wandern in reiner Luft sind die einzigen Möglichkeiten, den Schädigungen der Hochzivilisation annähernd zu entgehen.

6. Stundenlanges In-der-Sonne-Liegen ist ebenso schädlich wie Auskühlung, Durchnässung und falsch verstandene Abhärtung.
   Bei Verdacht auf Erdstrahleneinwirkung muß notfalls, um diesem Punkt gerecht zu werden, ein Wünschelrutengänger feststellen, ob man auf einem sogenannten Reizfeld (Wasserader, Erdverwerfung) arbeitet und schläft. Sogenannte Entstörungsapparate sind nicht immer zuverlässig; das beste wäre — wenn irgend möglich — ein Platzwechsel (Auskünfte erteilt der Forschungskreis für Geobiologie, 693 Eberbach/Neckar, Adolf-Knecht-Straße 25).
7. Der Zivilisationsmensch hat zum größten Teil einen verschobenen Schlafrhythmus: er geht zu spät ins Bett (Fernsehen, Kino) und steht zu spät auf. Der Schlaf vor Mitternacht jedoch wiegt fast doppelt! Wenige Menschen können es sich auf die Dauer leisten, unter sieben bis acht Stunden zu schlafen.
8. Ein eigener Garten, die Wiederaufnahme einer sportlichen Tätigkeit (Spazierengehen gilt erst ab 70!), körperliche Arbeit generell, Wandern, Schwimmen, Skifahren: auch wenn's anstrengt, entmüdet das vegetative Nervensystem. Alle acht Tage eine gründliche Schwitzkur.
9. Dem täglichen Lärm zu entgehen, wird schwer sein. Der Hetze wird man auch kaum entfliehen können. Es ist manchmal ein unerhörter Bewußtseinsprozeß, bis man im Laufe von Jahren einsieht, daß manches nicht so dringend ist, manches nicht so wichtig ist, wie wir uns heute alle einreden; daß man ohne Hetze mehr leistet und fehlerfreier arbeitet als mit ihr.
10. Die eingreifenden sozialen Belastungsfaktoren: das ist wohl das Schwierigste und steht nicht zu Unrecht an letzter Stelle. Es sei aber hier nochmals gesagt, daß der Mensch mit einer, zwei oder drei Belastungen leben kann, oft über unglaublich lange Zeit und ohne krank zu werden. Kommt aber — und das ist der Kernpunkt — eine Vielzahl von Belastungsfaktoren zusammen, so hält er das nicht lange aus.

Zusammenfassung:

Es geht also nicht darum, daß wir einen belastungsfreien Glaskasten wünschen, in dem wir gemächlich sitzen können (das wäre auch eine Belastung!), sondern es geht darum, die Belastungen des vegetativen Nervensystems so gering wie gerade möglich zu halten. Das sichert uns Gesundheit und — wenn das Schicksal es zuläßt — ein langes Leben.
Ehe wir die verschiedenen Faktoren einzeln und ausführlich besprechen, betrachten wir uns Lebensläufe und Lebensgewohnheiten von Menschen, die relativ gesund ein hohes Alter erreicht haben: wir können eine Menge davon lernen!

Wie die Hundertjährigen gelebt haben

Der Würzburger Architekt Ignaz Schmitt, welcher seit Jahren in ganz Europa herumfährt, um uralte Menschen zu zeichnen und zu interviewen, kam auch zur ältesten Französin, Madame Ernestine Compain, in einem Altersheim in Le Mans. Sie wurde 1865 geboren, ist also 113 Jahre alt. Sie war Schneiderin und nähte noch bis zu ihrem hundertsten Lebensjahr. Die alte Dame lebte stets einfach: viel Arbeit, keinen Urlaub! Fleisch gab es in ihrem Elternhaus nur sonntags. 1890 heiratete sie, seit 1908 ist sie Witwe; sie hat auch ihre beiden Töchter längst beerdigen müssen. Zwei Enkel und elf Urenkel besuchen sie heute oft im Altersheim.
Frankreichs älteste Frau langweilt sich nicht — sie geht im Garten spazieren, erfreut sich an Blumen und dem Gezwitscher der Vögel. Sie versteht für ihr hohes Alter noch liebenswürdig zu plaudern. Erstmals mußte sie in ihrem Leben als Hundertjährige ärztliche Hilfe wegen einer Grippe in Anspruch nehmen! Jetzt läßt die Sehkraft nach. Auf die Frage, was sie so alt habe werden lassen, meint sie, sie hätte sich nie darum gekümmert, das wisse wohl nur der Herrgott.

Was für Antworten geben Hundertjährige, wenn man sie nach dem »Rezept« für ihr Alter fragt?

Hier eine Probe aus Franke-Schmitt's Buch: *Nie geraucht, immer ein Hobby*.
»Einfache Lebensweise, viel geistige und körperliche Arbeit, bis ins hohe Alter Radfahren und eine heitere Lebensauffassung.«
»Einfache Lebensweise und geistige sowie körperliche Betätigung.«
»Einfache, mäßige Kost, nie geraucht, heitere Gelassenheit.«
»Trotz schwerer Schicksalsschläge nie unzufrieden sein und die anstehenden Arbeiten nicht vernachlässigen.«
»Einfache und arbeitsreiche Lebensführung, Geborgenheit und liebevolle Pflege durch Angehörige.«
»Viel arbeiten und rege Teilnahme am Leben.«

»Wer rastet, der rostet. Stets mit Humor und froher Stimmung an die Arbeit gehen.«
»Ein normales Leben führen, sich viel in der frischen Luft bewegen und das Weltgeschehen mit Interesse verfolgen.«
»Nie müßig und still sitzen, sondern stets mitten im Leben stehen und mit der Jugend Fühlung halten.«
»Alles mit Maß und Ziel.«
»Viel arbeiten, wenig essen und mit heiterer Gelassenheit durchs Leben gehen.«
Wenn man eine große Zahl von Befragungen und Untersuchungen Hundertjähriger zusammenfaßt, kommt man auf erstaunliche »Rezepte«:

- sie waren bis zuletzt *am Tagesgeschehen äußerst interessiert;*
- sie zeigen *Humor und Zufriedenheit;*
- sie haben *immer viel — und meist bis zuletzt — gearbeitet;*
- sie hatten neben ihrer Arbeit immer auch *Steckenpferde* und kannten somit *keine Langeweile;*
- sie waren *ständig und viel in Bewegung* (Gartenarbeit, überhaupt jegliche Art von körperlicher Arbeit, Wandern, Bergsteigen, Sport, Radfahren, Spazierengehen — wobei darauf hingewiesen werden muß, daß letzteres erst im höheren Alter zählt!);
- sie haben *in allen Lebensgewohnheiten Mäßigkeit* gezeigt;
- sie haben vor allem *mäßig gegessen und getrunken;*
- sie waren *im Rauchen — falls sie es überhaupt taten — sehr sparsam* (und früher rauchte man nur Pfeife oder Zigarren, Zigaretten so gut wie nie), rauchende Frauen befinden sich keine unter den Hundertjährigen;
- sie haben durchaus ein Gläschen Wein, ein Bier oder auch ein Schnäpschen getrunken -— aber eben immer mit äußerster Mäßigkeit; *es gibt keine Trinker unter den Hundertjährigen.*

Wichtige Erkenntnis aus allen diesen Untersuchungen: es gibt kein Geheimrezept, sondern nur eine Beachtung dieser einfachen und wichtigen Dinge. *Und was fast immer dazukommen muß — aber man nicht in der Hand hat: altgewordene Vorfahren. Denn langes Leben ist meistens erblich vorgezeichnet.*
Man beachte jedoch: *günstige Erbvoraussetzungen sind kein Freibrief für ungesunde Lebensweise* — sie allein nützen wenig! Andererseits kön-

nen Erbschwächen durch lebenslang vernünftiges Verhalten erstaunlich überwunden werden.
Bei einer Analyse der *Lebensgewohnheiten von Hundertjährigen* aus dem Balkan ergab sich:

1. Immer körperlich gearbeitet — aber ohne Dauerstreß;
2. Einfach gegessen, natürlich und mäßig;
3. Eine gelassene Gemütslage, Humor und Zufriedenheit;
4. Die Eltern waren häufig alt (Erbfaktor).

In vielen Beispielen zeigt sich immer wieder die Wichtigkeit dieser einfachen Grundregeln.
Der amerikanische Sportmediziner Prof. Ernst Jokl stellt zwei Grundsätze heraus:

1. Körperliches Training bewirkt, daß die Leistungsfähigkeit im Alter langsamer zurückgeht, als wenn man nichts tut.
2. Körperliches Training schützt im Alter vor Herzinfarkt, Fettsucht und Bluthochdruck.

»Fett und Fitneß« schließen sich gegenseitig aus!

Nie untätig werden!

Nie die Vorstellung aufkommen lassen: jetzt habe ich bis zu meiner Pensionierung ständig gearbeitet, jetzt reicht es! Der Pensionierungsschock tritt ja hauptsächlich wegen des abrupten Wechsels von 40- oder 50jähriger Berufstätigkeit zum plötzlichen Nichtstun auf! Man denke nur an die ständige Aktivität bis ins höchste Alter z. B. bei dem italienischen Maler Tizian, der im 9. Lebensjahrzehnt sein bedeutendstes Selbstbildnis schuf, an den Maler Picasso, an den Dichter G. B. Shaw, an den englischen Friedenskämpfer und Nobelpreisträger Russell. Auch hier paßt — wie immer — ein Wort von J. W. Goethe: »Wenn man alt ist, muß man mehr tun, als da man jung war.«
Der ältere Mensch *»fördert seine Gesundheit durch fordern«.*

Man sagt oft in der Medizin: der Mensch ist so alt wie seine Gefäße — daraus würde sich ergeben: *Kreislaufpflege durch*

Bürsten, Wechselduschen, Schwimmen, Gymnastik, Sport, Wandern

Der körperlich trainierte Mensch behält seine Anpassungsfähigkeit im Alter — er hat im Gegensatz zum Untrainierten noch Reserven, um Belastungen standzuhalten. Lebenslange Aktivität verschiebt den unvermeidlichen Leistungsknick in höhere Altersstufen!
Vor allem ist wichtig das *Ausdauertraining: lange* Spaziergänge, *lange* Wanderungen, *längeres* Radfahren, evtl. *längeres* Rudern, langsame aber längere *Dauerläufe*. (Es gibt eine Menge von Beispielen, wo 70- und 80jährige bei Volksmärschen über 10 bis 30 km hervorragende Ergebnisse erzielen!) Der *Lauf* ist die einfachste und natürlichste Sportform.
Ungeeignet hingegen sind Übungen, bei denen *gepreßt* wird: Klimmzüge, Liegestützen, Expander- und Hantelübungen (Gewichtheben).
Nichts erzwingen wollen — und Mäßigkeit in allen Dingen!
Man kann es immer wieder sehen: trainierte ältere Menschen wirken viel jünger als untrainierte.
Die *Nahrung* soll im Alter *viel* Eiweiß (Milchprodukte, Soja) enthalten, *wenig* Fett, dagegen oft Obst und Gemüse (Vitamine!).
Sie soll insgesamt knapp sein; wenig Alkohol und am besten gar kein Nikotin.
Wir sollen uns immer wieder vor Augen halten: die Alten hielten oft keine spezielle Diät, waren aber *immer mäßig* im Essen und Trinken, sie haben kaum ganz vegetarisch gelebt, doch *wenig Fleisch* konsumiert. (Fleisch enthält durch seinen hohen Harnsäureanteil ein Kapillargefäßgift. Man sieht es schon in relativ jungen Jahren an Metzgern und Gastwirten an den Wangen-Backen-Äderchen.) *Die Alten waren nicht dick,* waren häufig langsame Esser, legten oft großen Wert auf Auswahl und Zubereitung der Speisen, haben zwar zu einem Teil geraucht — aber *kaum Zigaretten und nie allzuviel,* haben zwar zum Teil Alkohol genossen — Rotwein besonders — aber immer nach dem Motto »regelmäßig, aber mäßig«, *sind meist zu Fuß gegangen* oder mit dem Rad gefahren und hatten körperlich Bewegung — haben allerdings fast nie Leistungssport getrieben, haben häufig ein ausgeglichenes familiäres Leben im Kreise der

Kinder und Enkel geführt, *sind von Schicksalsschlägen durchaus nicht verschont* geblieben, haben zwar Tempo und Betriebsamkeit gekannt — aber doch *selten den Dauerstreß*, haben »die Hände nie in den Schoß gelegt« — und haben *doch einen Feierabend und einen Sonntag eingehalten*, haben sich oft für Menschen und Dinge stark engagiert und durchaus das Glücksgefühl gewonnen, für andere etwas getan zu haben, haben oft mit *erstaunlicher Akkuratesse und Genauigkeit gelebt*.

Aus Rüben, Mais, Bohnen und Kartoffeln besteht das Hauptgericht von alten Leuten in *Ecuador (Südamerika)*. Sie essen nur sehr wenig Fleisch und im Durchschnitt 1700 Kalorien (gegenüber 3500 in Industrieländern!). Kräutertee und einheimischer Rum sind ihre Getränke.

Sehr viele Wildkräutergerichte essen *Russen* in der Dagestanischen UdSSR, die über hundert werden. Tee wird getrunken aus Johanniskraut, Origanum, Bohnenkraut und Rosenblättern.

In *Äthiopien* wird das Hauptgericht aus Teff bereitet, einer getreideähnlichen Grassamenart, und mit scharfer Gemüsesauce gegessen.

In *Aserbeidschan* (Sowjetrepublik im Kaukasus) wird man besonders alt: das Klima (milde Sommer, kalte Winter, saubere Luft), Arbeit im Freien und die Ernährungsweise gelten als Mitgründe. Gegessen wird Milch, selbstgemachte Butter, Käse, Joghurt, Gemüse, Fleischsuppen (Hammel und Huhn) und nach Landessitte viele frische Kräuter.

Der älteste Europäer lebt mit 122 Jahren auf *Kreta:* ein Kleinbauer, dessen Welt ständig sein Dorf war; dort hat er immer hart gearbeitet und einfach gelebt: vor Beginn seiner Arbeit betete er stets. Fleisch gab es nur an hohen Feiertagen, etwa dreimal im Jahr. Die Hauptnahrung war Ziegenmilch und selbstgemachter Käse, dazu Salate und Gemüse — nie ohne Olivenöl, dem er sein Alter hauptsächlich zuschreibt. Butter kennt er nicht. Nur selten trinkt er ein Gläschen Wein, der statt mit Schwefel mit Harz behandelt ist. Geraucht wird nicht. Sein Steckenpferd hat er im Garten, wenn er sich um die Blumen kümmert. Was sein Wunsch wäre: »Hoffentlich schenkt mir der Herrgott noch ein paar Jährchen.«

Der Würzburger Altersforscher Prof. H. Franke meint, daß *verschiedene Faktoren zusammenkommen müssen, damit ein Mensch alt wird.*

Zu 63 Prozent sei die *Erbanlage von der Familie her* entscheidend. Wahrscheinlich lasse aber auch ein bis in das höchste Alter tätiger Geist den Körper langsamer altern. Ein Altwerden beschleunigten dagegen Faktoren wie *Übergewicht, starkes Rauchen und zu wenig Bewegung*. Franke warnt vor einer unkritischen Behandlung alter Menschen mit Medikamenten. Der Forscher gibt älteren Menschen den Rat: »Gebrauche keine Medikamente, solange eine andere Therapiemöglichkeit besteht.« Wegen der verminderten Verträglichkeit im höheren Alter ist die Behandlung mit besonderen Risiken verbunden. Ältere Menschen reagieren auf Medikamente empfindlicher als jüngere!

In den letzten Jahrzehnten erreichten auch in der Bundesrepublik immer mehr Menschen die Hundertgrenze: Ende 1972 sollen es 1847 gewesen sein. Im Jahr 1969 waren es hingegen erst 607 und 1963 nur 429. Unter den *Hochbetagten sind wesentlich mehr Frauen als im Durchschnitt der Gesamtbevölkerung* (zwei- bis dreimal mehr).

Es gibt, wie immer wieder aus den Untersuchungen hervorgeht, *keine spezielle Diät, die ein langes Leben garantiert*. Anzeichen, daß besonders alt werde, wer jahrzehntelang Honig, Knoblauch oder Kefir esse, sind nicht zu erkennen. Bei den befragten Hundertjährigen waren vielmehr Kaffee oder Tee und etwas Alkohol durchaus beliebt. Etwa ein Drittel der Männer waren sogar mäßige Zigarren- oder Pfeifenraucher, allerdings gab jeder zweite von ihnen später das Rauchen auf. Alle verheirateten Hundertjährigen hatten bis zum 80. Lebensjahr ein mäßiges Sexualleben geführt.

Im allgemeinen hatten die Uralten in Krisen- und Kriegszeiten zwar manche Belastung durchstehen müssen, bedrohlichen Risiken aber waren sie durchaus aus dem Weg gegangen. Die meisten von ihnen hatten ein arbeitsreiches, mühevolles Leben gehabt, jedoch eines ohne ständige Überlastung und mit den notwendigen Ruhepausen.

Die Hundertjährigen weisen häufig darauf hin, daß sie zeitlebens in allen Dingen Maß gehalten, bescheiden, solide und vor allem geregelt gelebt und sich besonders im Essen und Trinken zurückgehalten haben. Die meisten der Hundertjährigen sind untergewichtig!

Die hundertjährigen Frauen waren früher vorwiegend Hausfrau oder Hausangestellte gewesen; die Berufe der Männer reichten vom Landarbeiter bis zum Universitätsprofessor. Von 177 Untersuchten waren 58 Rüstige mit noch viel Lebensfreude und 74 Personen, die trotz der mäßig eingeschränkten Lebendigkeit vom Anziehen bis zur Verköstigung noch alles selbst machen konnten, allerdings wegen anderer Gebrechen in der Regel in der Wohnung bleiben mußten; die anderen 45 waren bettlägerig.
Nach Angaben des UNO-Jahrbuches haben holländische Frauen die höchste Lebenserwartung. Sie liegt bei durchschnittlich 76,6 Jahren. Auch schwedische, isländische, französische und weißrussische Frauen können mit statistischen 76 Jahren rechnen. *Bei den Männern sind es mit 71,7 Jahren die Schweden, die am ältesten werden.* In Norwegen, Holland, Dänemark, Island und Israel liegt die Lebenserwartung ebenfalls bei über 70 Jahren. Nur in sieben Ländern der Erde (Nigeria, Obervolta, Indien, Kambodscha, Jordanien, Pakistan und Ceylon) haben Männer eine höhere Lebenserwartung als Frauen. Diese 7 Länder liegen in Gebieten, in denen es hohe Geburtenraten, aber auch eine hohe Müttersterblichkeit gibt. In den meisten afrikanischen Ländern liegt das durchschnittliche Lebensalter unter 50 Jahren, in Amerika sowie in Europa (einschließlich Sowjetunion) in der Mehrzahl der Länder bei über 60 Jahren.
Dem UNO-Jahrbuch ist auch zu entnehmen, daß Bürger der DDR älter werden als die der Bundesrepublik. Die Vergleichszahlen 1967/68 waren: Männer in der DDR 69,16, *Männer in der BRD 67,55;* Frauen in der DDR 74,38, *Frauen in der BRD 73,58.* Die Sache mit dem »schwachen Geschlecht« muß also auch neu durchdacht werden.
Vor nicht langer Zeit starb im Alter von 126 Jahren der älteste Grieche: der Bauer Jannis Vouloubasakis, der sechs Kinder und zahlreiche Enkel, Urenkel und Ururenkel hinterließ, und dessen jüngstes Kind erst 39 Jahre alt war. Er starb an einer Vergiftung bei voller geistiger Frische bis zu seinem letzten Lebenstag. Er hatte sein ganzes Leben weitgehend vegetarisch gelebt: Fleisch aß er nur zu Weihnachten und zu Ostern.
Ein interessanter Aspekt wurde von Bonner Altersforschern an den Lebensdaten von 2000 bundesdeutschen Hundertjährigen herausgefunden: auffallend viele waren im Februar und März ge-

boren, während Juni und Juli am Ende der Skala rangierten.
Die *Uralten in Bulgarien* haben in ihrer Ernährung eine Vorliebe für Milchprodukte, Trauben, Äpfel, Wein, Gurken, Zwiebeln und Knoblauch. Sie sind alle ausgesprochene Esser von Sauermilch, Joghurt und Käse. Eine wichtige Rolle in ihrem Ernährungsplan spielen Vollkornbrot, Blatt-, Wurzel- und Knollengemüse, Sauerkraut und Mais.
Über den *ältesten bekannten Mann,* Schirali Mislimow, wird berichtet, daß er 168 Jahre alt wurde und mit 120 noch einen Sohn zeugte. Eldar, der Urenkel, hat sich Gedanken darüber gemacht, warum sein Urgroßvater so lange gelebt hat und derart rüstig war: »Er hatte ein ruhiges, ausgeglichenes Temperament. Wenn eines seiner Kinder starb, nahm er das Ganze philosophisch und trauerte nicht länger, als es die Tradition vorschrieb. Er lehnte es ab, sich aufzuregen. Selbst wenn er uns Kinder schalt, tat er dies ohne Ärger.« Zu diesem ausgeglichenen Temperament kamen natürlich noch andere Dinge, die Mislimows Urenkel für das lange Leben seines »Baba« verantwortlich macht: »Es war seine Art, einfach und gut organisiert zu leben, mit viel Aktivitäten, mit seiner Liebe für die Arbeit — er war der beste Sämann in der ganzen Gegend — und seiner Autoritätsstellung im Dorf. Bis fünf Jahre vor seinem Tod arbeitete er auf den Feldern mit. Ich halte das für sehr wichtig. Was sein Essen anging, war meiner Meinung nach nichts Besonderes daran. Er aß das, was wir alle aßen — auch als er vor ungefähr 30 Jahren alle seine Zähne verlor. Da kaute er dann das ganz normale Essen mit seinen Kiefern, die schließlich beinhart wurden. Sicher, er aß immer mäßig. Er liebte Walnüsse in Honig — das aß er jeden Morgen. Er trank auch eine Menge saure Milch. Und Tee — sehr viel von dem Tee, der hier wächst. Er hat nie Alkohol angerührt und auch nie geraucht, und er sagte immer zu mir: ›Wenn du so alt werden willst wie ich, dann trinke oder rauche nie!‹«
Mislimow lebte in einem Dorf nahe der persischen Grenze und war dreimal verheiratet. Mehrere seiner Vorfahren und Geschwister erreichten ein hohes Alter. Schließlich wurde er kurz vor seinem Tod noch ins Krankenhaus gebracht — vermutlich wegen eines Darmverschlusses. Er wollte aber von den Ärzten und vom Krankenhaus nichts wissen. Er verlangte immer wieder, nach Hause ge-

bracht zu werden. Er sagte: »Ich bin nicht krank! Alles, was ich habe, ist, daß ich alt bin. Meine Zeit ist gekommen, und ich muß jetzt sterben.« Die Ärzte versuchten, ihn zum Weiterleben zu »überreden«; seine Lungen und sein Herz seien in guter Verfassung, der Blutdruck sei normal — außer seinem Appetit stimme alles. Aber Schirali Mislimow ließ sich nicht beirren: er wollte nach Hause, um zu sterben. Schließlich lehnte er alle Medikamente ab. Und er aß auch nichts mehr. Die Ärzte ließen ihn nach Hause transportieren. 240 Mitglieder seiner Familie versammelten sich an seinem Bett. Der alte Mann lag in seinem Bett, seine Kräfte verrannen. Aber er machte Scherze mit seiner Familie. Plötzlich hatte er das Gefühl, daß seine Beine merkwürdig kalt seien. Er bat einen seiner beiden 90jährigen Enkel, nachzusehen, ob er nicht ins Bett uriniert habe. Dieser Gedanke beunruhigte ihn sehr. Aber der Enkel konnte ihm sagen, daß das nicht der Fall war. Da befahl der alte Mann, daß alle Frauen den Raum zu verlassen hätten. Als sich seine Tochter Khalima weigerte, sagte er zu den Männern, sie solle mit Gewalt hinausgeschafft werden. Er spürte sein Ende kommen und sagte: »Dreht mich mit dem Gesicht zur Wand.« Er wollte nicht, daß jemand sehen konnte, wie er starb. Kaum hatten sie ihn mit dem Gesicht zur Wand gelegt, starb er auch schon ganz friedlich.
Kaukasische Untersuchungen ergaben im wesentlichen vier Grundelemente fürs Altwerden:

1. *Die Alten stammen aus Familien, wo hohes Alter normal ist.* Eine Erbprogrammierung scheint gegeben. Die Veranlagung zum Altwerden vererbt sich weiter.
2. Eine bestimmte *charakterliche Veranlagung* ist sehr ausgeprägt: Freundlich und ausgeglichen, schimpft man im Kaukasus nicht mit den Kindern, streiten sich die Eheleute nicht andauernd und man regt sich nicht über die Maßen über andere Menschen auf. Diese *innere Harmonie* scheint sehr viel mit dem Geheimnis des langen Lebens zu tun zu haben.
3. *Die Alten sind aktiv!* Sie arbeiten auf den Feldern, reiten und jagen und tanzen auf den Festen. Allerdings — so aktiv sind sie nur, solange sie in ihren Dörfern leben, sich im Kreis ihrer großen Familien geborgen fühlen und wegen ihres Alters hoch geehrt werden. 16 Hundertjährige, die in die Schwarzmeerstadt Si-

chumi »verpflanzt« wurden, scheiterten alle an der 105-Jahres-Grenze!

Dürfen sie in ihrer Heimat unter ihresgleichen bleiben, dann vollbringen sie geradezu Wunder an Aktivität und Lebensfreude. Die hundertjährigen Männer sind auch häufig noch an Erotisch-Sexuellem interessiert, auch wenn sie in Gegenwart von Jüngeren nicht darüber sprechen.

4. *Die Lebensumstände sind einfach,* ländlich. Geschlafen wird in harten Betten mit dünner Wollmatratze und im kühlen Raum, nie über 17 Grad. Auch die Kleidung ist spartanisch: keine Verweichlichung duch zu viel Warmes.

Ihr Essen ist ebenfalls einfach, aber abwechslungsreich. Besonders wichtig sind alle möglichen Sorten von Gemüse: Lauch, Lattich, Bohnen, Spinat, Sellerie, Petersilie, Radieschen, Rote Beete, Pilze — dazu alles, was man aus dem im Kaukasus angepflanzten Getreide machen kann. *Man sollte sich immer wieder vor Augen halten, daß die Nahrungsgrundlage jahrtausendelang das Getreide und nicht das Fleisch war!* Dann Milchprodukte, besonders Joghurt, saure Milch und Käse. Brot weniger, hingegen frischgebackene Fladen aus Getreidebrei, die sie mit roter Paprikasoße würzen.

Kaffee ist verpönt, dafür fließt der heimische Tee in Strömen — das ist eine Art von schwarzem Tee, der allerdings dort anders fermentiert wird als bei uns. Butter gibt es nicht, dafür Pflanzenöl. Walnußbutter hingegen wird dort von alten Menschen gern gegessen. Fleisch wird nie gebraten oder geröstet, sondern immer nur gekocht — und Schweinefleisch, selbst als Schinken oder Speck, ist tabu.

Als Delikatessen gelten in Honig eingelegte Walnüsse und die unvermeidlichen roten Paprikaschoten. Statt Wein trinken sie lieber Honigwasser; wenn es schon mal Alkohol sein muß, dann kippen die Alten ein Gläschen klaren Weinbrand, der aus Trauben gebrannt ist.

Offensichtlich hat die Kombination dieser Speisen viel mit dem langen Leben der Leute im Kaukasus zu tun. Wenn man dies einmal vom gesundheitlichen Standpunkt aus betrachtet, so stellt sich dies so dar: *das Getreide,* aus dem sie ihren Brei oder ihre Fladen bereiten, enthält — da das ganze Korn mit Schale verwendet wird — ein Öl, das gegen Arteriosklerose wirksam ist und einen

hohen Cholesterinspiegel verhindert. Es schützt also das Herz vor Infarkt und die Arterien vor Verkalkung. Außerdem liefert Getreide genügend Eiweiß.
Sie essen nur *frisches Fleisch*, kannten und kennen keine Tiefkühltruhen. Das ist schon einmal ein Vorteil. Dann kochen sie ihr Fleisch nur und schütten die Brühe weg. Wir würden da sagen: schade um die schöne Bouillon! In Wirklichkeit nehmen sie dadurch weniger Harnsäure auf — unter der bei uns heute schon jüngere Menschen leiden.
Die *frischen heimischen Gemüse*, die sie fast bei jeder Mahlzeit essen, enthalten alle lebenswichtigen Vitamine, die der Körper braucht. Und weil sie kein Weißbrot, keine Backwaren und kaum Kartoffeln essen, nehmen sie die dickmachenden Kohlehydrate nicht zu sich. Daß sie Salami oder überhaupt Würste nicht schätzen, schützt sie vor unerwünschten tierischen Fetten. Dasselbe gilt für die Walnußbutter anstelle »richtiger« Butter, denn diese ist gut gegen Arteriosklerose und senkt den Cholesterinspiegel. Außerdem sind Walnüsse reich an Vitamin B, einem Nervenvitamin.
Ihr Tee ist ein Anregungsmittel für den gesamten Organismus, belebt den Kreislauf und den Stoffwechsel. Auch der mäßig genossene trockene leichte Landwein mit seinen Säuren scheint dem Körper nicht zu schaden, er wirkt verdauungssäftefördernd.
Saure Milch, Joghurt und Schafkäse versorgen den Organismus mit Eiweiß und haben eine verdauungssäftefördernde Kraft; die biologische Milchsäure wirkt sich günstig auf den gesamten Organismus aus. Sie wirkt in gewissem Maße desinfizierend.
Honig und Walnüsse sind hochwertige Energielieferanten und steigern mit dem *Paprika* den Hormonhaushalt. Das ist für Frische und Lebendigkeit insgesamt und auch für die sexuelle Potenz wichtig. Dem roten Paprika messen wissenschaftliche Untersuchungen einen Nebennierenhormonwert bei. Mit Recht sagen die Hundertjährigen vom Kaukasus: »Ohne roten Paprika ist das Leben nichts wert.«

Daß das Essen eine entscheidende Stütze beim Bau eines langen Lebens ist, sagt auch Prof. Dimitri Tschebotarew aus Kiew, ein bedeutender Altersforscher:

»Langlebigkeit ruht auf vier Säulen: Nummer 1 ist die Vererbung, Nummer 2 eine ständige, befriedigende Arbeit. Als 3. muß eine strikte und strenge Diät und 4. ein ungestörter, ausgeglichener Lebensrhythmus vorhanden sein.«

Dann erläutert der Kiewer Forscher *die Kaukasusdiät: »Ein Mann nimmt da nicht mehr als 2200 Kalorien pro Tag zu sich, eine Frau nicht mehr als 1900.* Nach langen Untersuchungen weiß man, daß dies für das Leben über 60 genau das richtige ist. Außerdem ist die Kalorienaufnahme günstig über den ganzen Tag verteilt: 30 Prozent am frühen Morgen, 40 Prozent am Mittag, 30 Prozent am Abend.«
Freilich glaubt der Professor auch, daß das reine Wasser, die reine Luft — kurz, *die nicht verschmutzte Umwelt* — im Kaukasus einen großen Beitrag liefern. Eine Anzahl von Wasserquellen untersucht man jetzt, um zu sehen, ob vielleicht auch im Mineralstoffgehalt der Quellen sich etwas Besonderes zeigt.
Prof. Tschebotarew: »Unsere Untersuchungen der Hundertjährigen haben gezeigt, daß sie alle ein Leben von *bemerkenswerter Regelmäßigkeit* geführt haben. Sie bleiben bei ihrer morgendlichen Aufstehzeit, sie schlafen immer gleich lang, waschen sich mit kaltem Wasser. Sie bleiben aktive Mitglieder der Familie und Gesellschaft. Nie haben sie das Gefühl, unnütz zu sein. Ihre Tradition schätzt sie um so höher, je älter sie sind.«
Man muß sich daran erinnern, wie bei uns oft Menschen mit 65 nach ihrer Pensionierung ohne Lebensinhalt und Lebensrhythmus einem schnellen Tod entgegengehen: der Mangel an Aktivität, das Fehlen eines weiteren Lebensinhalts tötet sie. *In Amerika sterben die meisten Männer im ersten Jahr nach der Pensionierung — in Deutschland nach dem zweiten und dritten.* Wenn man bedenkt, daß sich die meisten Männer ein Leben lang »auf die Zeit danach« freuen, wie sie sich vorstellen, *dann* endlich alles zu machen, und man gleichzeitig weiß, daß ein Mann in der Bundesrepublik im Durchschnitt nicht mehr als drei Jahre nach dem 65. Geburtstag lebt, so entbehrt dies nicht einer gewissen Tragik.
Nun darf man sich nichts vormachen: Für einen normalen deutschen Bürger ist es nicht möglich, wie die Hundertjährigen im Kau-

kasus zu leben. Dazu fehlt vieles: *gutes Klima, Höhenlage, reine Lebensmittel, erstklassiges Wasser, gute Luft, Abgeschlossenheit von Streß.* Die beiden letzten Weltkriege haben vielen, die sie überlebt haben, seelisch einen starken Knacks noch dazugegeben.
Ein anderer russischer Altersspezialist, Prof. Gasanow, stellt trotzdem folgende Ratschläge zusammen:

»1. Die Arbeitsroutine muß so geändert werden, daß sie möglichst wenig Streß erzeugt. Man soll also Arbeit nicht mehr nach der Höhe der Produktion bemessen, sondern danach, wann man müde ist.
2. Essen Sie mäßig, nie hastig. Bewegen Sie sich regelmäßig.
3. Fügen Sie sich in die Gemeinschaft ein, seien Sie kein Einzelgänger.
4. Lassen Sie in gewissen Abständen Ihren Gesundheitszustand untersuchen — auch wenn Sie meinen, daß Ihnen nichts fehlt.
5. Führen Sie ein geregeltes Sexualleben. Glauben Sie nicht, daß dies im Alter schädlich ist.
6. Ärgern Sie sich nicht. Regen Sie sich nicht auf.«

Der amerikanische Altersforscher Alexander Leaf von der Harvard Universität wollte von einem 121jährigen wissen, warum er noch beim Hausbau des Nachbarn helfe. Dieser antwortete: »Weil es ohne mich nicht geht.« Bei den Hunzas, einem abgeschieden lebenden Bergvolk im äußersten Norden Pakistans, staunte der Professor über einen 95jährigen: Scheinbar mühelos stapelte der Hirte auf einer Hochweide unweit des 8000-Meter-Massivs Gasherbrum ein Fuder Heu. Die Bündel trug er auf dem Rücken talwärts — über einen 30 Grad geneigten Hang. »Behende wie eine Bergziege«, urteilte Leaf.
Hinfällig und verkalkt wirken oft die wenigen über 80jährigen in den Großstädten der Industrieländer. Gesund und vital dagegen sind die meisten der Uralten in entlegenen Weltgegenden. Vom Studium dieser Menschen erhoffen sich die Altersforscher neue Aufschlüsse über die Hauptfaktoren vorzeitigen körperlichen Verfalls.
Denn wie schwer es bisher fällt, sich über die Ursachen des Altwerdens zu einigen, zeigte sich auf einem Treffen amerikanischer

Mediziner in Santa Barbara, Kalifornien: Zivilisations-Streß, meinten die einen, gestörter Eiweiß-Aufbau, Mangel an Enzymen oder auch der ungenügende Abbau von Fettsäuren infolge mangelnder Vitaminzufuhr, meinten andere, seien die wesentlichen Alterungsursachen.
Ohne Vitaminpillen und weithin ohne ärztliche Betreuung sind dagegen zeitlebens jene Greise ausgekommen, mit denen Prof. Leaf auf der ganzen Welt zusammentraf, »bei denen alt nicht gleich krank bedeutet«. Ein Patentrezept für das bessere, längere Dasein besitzen nach seiner Erkenntnis die Methusalems des 20. Jahrhunderts auch nicht. Doch ihre Umwelt und ihre Art zu leben, so faßte Prof. Leaf zusammen, stimmten verblüffend überein:

1. *Die Alten-Regionen liegen zumeist 1500 Meter über dem Meeresspiegel und höher,* durch Bergmassive von der Außenwelt getrennt. Vilcabamba etwa, ein 819-Seelen-Dorf mit neun Hundertjährigen (USA: drei von je 100 000 Einwohnern), wird von einem Seitenrücken der ecuadorianischen Anden abgeriegelt. Die Hunzas leben im schwer zugänglichen Karakorum; und die Mehrheit der 4500 in Georgien, Aserbeidschan sowie Armenien registrierten Hundertjährigen (Volkszählung 1970) lebt in den Hochtälern des Kaukasus.
2. *Eine strenge Diät »ohne zu hungern«* (Leaf) ist bei den Hunzas (durchschnittlicher Nahrungsverbrauch pro Tag: 1923 Kalorien) wie bei den Vilcabamba-Alten (1200 Kalorien) die Regel. Nahrungseiweiß und Fett sind überwiegend pflanzlicher Herkunft. Von den Kaukasier-Greisen ißt zwar fast jeder zweite täglich Fleisch; doch auch bei ihnen stammen 70 Prozent der gesamten Kalorienmenge von pflanzlicher Nahrung her.
3. *Die Alten, allesamt in Großfamilien lebend,* sind in allen drei Kulturen *hochgeachtet,* »das Gefühl der Zusammengehörigkeit ist stark«. Geradezu diktatorisch verwalten etwa die alten Hunzas ihren Staat. »Ihr Wort«, empfindet Leaf, »ist Gesetz«.
4. *Pensionsgrenzen sind unbekannt.* Hunzas, Vilcabamba-Dörfler und Kaukasier erfüllen, wann immer ihnen danach zumute ist, auch noch jenseits der 100 »wesentliche Gemeinschaftsaufgaben«. Sie pflücken Tee, füttern Geflügel oder betreuen ihre Ururenkel.

Verwunderlich fand Leaf, daß *sie durchaus in mäßigem Umfang Genußmitteln huldigen:* manche rauchten und vielen schmeckte ihr Gläschen trockenen Weins oder eine kleine Menge Schnaps.
Weshalb Uralt-Eurasier, Kaschmiris und Vilcabamba-Ecuadorianer so lange lebenstüchtig bleiben, mochte auch der Altersforscher Leaf nur thesenhaft skizzieren. *Mit im Spiel sei womöglich die Erbveranlagung, langsam zu altern, eine lebenslang anhaltende ausgeglichene Seelenlage frei von Neurosen und vor allem der Wille, alt zu werden.*
Für gesichert hält der georgische Professor Pizchelauri jedoch, daß *Verheiratete* — möglichst mit großer Kinderzahl — offenkundig *länger leben*. Ledige, die »extrem alt« würden, seien »rare Ausnahmen«, meinte der Forscher nach Befragung von 15 000 Menschen über 80. Jede fünfte Greisin hatte dereinst sieben bis neun, fast jede zweite vier bis sechs Kinder zur Welt gebracht.
Überraschend fand Leaf, daß bei vielen der untersuchten Uralten alle möglichen Arten von Herzkrankheiten festgestellt wurden — ja häufig sogar Spuren früherer Infarkte registriert werden konnten. Wahrscheinlich, so mutmaßt er, habe es sich dabei um »stille« Infarkte gehandelt, die von den Betroffenen gar nicht bemerkt wurden. Die herz-kreislaufmäßige Fitneß der Gebirgsbewohner, die bessere Kondition ihres Herzens und Gefäßsystems durch das tägliche Bewegungstraining in den steilen Höhenlagen ließ sie auch solche für Großstädter tödliche Katastrophen überstehen.

Was soll nun der ältere Mensch an ärztlichen Untersuchungen regelmäßig machen lassen?

1. Früherfassung von Geschwulsten — sog. Krebsvorsorge-Untersuchungen (Brust- und Unterleibsorgane bei Frauen, Prostata und Mastdarm bei Männern insbesondere).
2. Ermittlung von Risikofaktoren für Herz- und Kreislaufkrankheiten (z. B. hoher Blutdruck, Fettsucht bzw. größeres Übergewicht, Zuckerkrankheit, erhöhter Harnsäure- und Fettgehalt im Blut).
3. Eventuell Brustkorbdurchleuchtung zur Erfassung von Lungenkrankheiten (insbesondere Tuberkulose).

4. Eventuell Messung des Augeninnendrucks beim Augenarzt zur Ermittlung des grünen Stars.
5. Harnuntersuchung auf Eiweiß, Zucker und Blut.

Es gilt immer wieder: keine Vogel-Strauß-Politik zu betreiben! Im übrigen nimmt die *Lebenserwartung der Europäerin neuerdings wieder ab* — so wie die Statistiken überhaupt feststellen, daß der Höhepunkt vorerst erreicht scheint: die Weltgesundheitsorganisation (WHO) in Genf führt als Gründe das neuerdings starke Zigarettenrauchen der Frauen und ihre erhöhte Berufstätigkeit an.
Unter den Hundertjährigen sind bisher 2—3mal mehr Frauen als Männer gewesen.
Wir müssen insgesamt handeln nach dem *Motto: »Dem Leben nicht nur Jahre, sondern den Jahren Leben hinzufügen!«*
Man sagt, vierzig sei das Alter der Jugend und fünfzig die Jugend des Alters. Die Sache hat jedoch einen Haken: die meisten Menschen sind ab 40 oder 50 weder krank noch gesund, eine Halbgesundheit also.
Das Altern aber kann man bestimmt nicht mit Hormon- und Frischzellenkuren, mit teuren Medizinen, nicht mit Knoblauchpillen und Gelee royale aufhalten: *Gesund alt werden ist immer die Summe lebenslänglicher Vernunft! Da ist viel Eigenleistung dabei.*
In Dießen am Ammersee wurde unlängst ein Mann 101 Jahre alt. Er schrieb noch in allerletzter Zeit Berichte und Aufsätze über sein Steckenpferd, die Heimatforschung. Seine freie Zeit verbrachte er eh und je im Garten, bis zu sechs Stunden täglich. »Die Gartenarbeit ist es«, so erklärt er stolz, »was mich bis heute so gesund und rüstig erhalten hat.« Bis zu seinem 71. Lebensjahr war er im Staatsdienst als Finanzbeamter beschäftigt. Er hat sich selten »gehenlassen«.
Ältere Menschen brauchen Kontakt statt Isolation: Altersheime gehören darum mitten in ein Wohnviertel und nicht irgendwo ins Stadtrandgrün! Von der schönen Aussicht allein kann man auch im Alter auf die Dauer nicht leben. Wir könnten da von mediterranen Völkern manches lernen: ob in Italien, Frankreich oder Spanien — dort leben die Alten »mitten drinnen«, und das gibt ihnen ein Wertgefühl, das nicht durch hohe Pension und nicht durch noch so schöne Apartments zu ersetzen ist.
Überraschend ist, *daß verheiratete Frauen im Durchschnitt länger leben*

als ihre unverheirateten Geschlechtsgenossinnen. Für Männer gilt übrigens das gleiche. Die WHO ist aufgrund statistischer Erhebungen der Ansicht, daß bei verheirateten Menschen die Lebensführung gesünder ist, regelmäßiger.

Berufshetze, Übergewicht, Rauchen und zu wenig körperliche Betätigung sind nach Ansicht der WHO die Haupttodesursachen beim Mann. Im hohen Alter sei der körperliche Verschleiß beim Mann nach wie vor rascher als bei der Frau.

Nicht uninteressant dürfte auch sein, wo die *Krankheits-Schwerpunkte bei Menschen über 60* sind:

Herzinsuffizienz	40 %
Bluthochdruck	31 %
Zuckerkrankheit	25 %
Arterienverkalkung	23 %
Herzkranzgefäßverengung (Angina pectoris)	18 %
Blählunge (Emphysem)	15 %
chron. Harnwegsinfekte	14 %

Dann folgen in abfallender Häufigkeit: Krampfadern, Wirbelgelenkserkrankung, Lungenentzündung, Gallensteinleiden, Krebs. Berücksichtigen muß man, daß viele Menschen dann schließlich an zwei oder gar mehreren Krankheiten gleichzeitig leiden.

Eigenartigerweise werden laut Statistik *Ärzte nicht älter als der Durchschnitt der Bevölkerung.* Dazu meint der Zahnarzt Dr. Batt: »Obwohl sie in Sachen Gesundheit die bestinformiertesten Menschen sind, scheinen sie kein Rezept zu kennen, das geeignet wäre, ihre eigene Lebenserwartung auch nur um ein einziges Jahr günstiger zu gestalten, als sie dem Generaldurchschnitt entspricht.«

Die Nerven und der Streß

Das vegetative Nervensystem, auch das »unwillkürliche Nervensystem« genannt, weil es in der Hauptsache diejenigen Funktionen steuert, die ohne unser willentliches Zutun ablaufen — also Atmung, Herz-Kreislauf-Regulation, Verdauung, Schlaf, Temperatur, Schweiß — besteht aus:

1. einem *Sympathikusnerv*, der die Energie steuert und verbraucht und vorwiegend *bei Tag* herrscht;
2. aus einem *Parasympathikus-* oder *Vagus-Nerv*, der für den Energieersatz sorgt und *bei Nacht* überwiegt.

Das Gleichgewicht der beiden entscheidet wesentlich über Gesundheit und Krankheit.
Das vegetative Nervensystem hängt auf das engste mit dem Hormondrüsensystem zusammen und ist nahezu an allen Organ- und Allgemeinerkrankungen beteiligt.
Das vegetative Nervensystem arbeitet weitgehend selbständig und willensunabhängig. *Zu seinen wichtigsten Aufgaben zählt die automatische Anpassung der Herz-, Atmungs- und Kreislauffunktion* an die dauernd wechselnde Beanspruchung, welcher der Körper täglich ausgesetzt ist. *Auch die Körpertemperatur, der Hormonhaushalt und die Stoffwechselvorgänge werden vom vegetativen System reguliert. Wichtig ist außerdem, daß sich Gefühlsleben und vegetatives Nervensystem wechselseitig beeinflussen können.*

Ohne Beteiligung des vegetativen Nervensystems ist nahezu keine Körperfunktion möglich!

Der Begriff »vegetative Dystonie« besagt, daß der Tonus, die Gleichgewichtslage dieser beiden Nerven des vegetativen Systems gestört ist. Er meint auch, daß die *nervliche Komponente* wesentlich an Symptomen wie leichte Erregbarkeit, Verkrampfungen, schnelle Ermüdung oder auch an Organstörungen (besonders anfällig sind hier Magen, Herz, Galle, Darm) beteiligt ist.

Zur Erschöpfungsreaktion des vegetativen Nervensystems kann es bei einer andauernden körperlichen und/oder seelischen Über- oder Unterforderung kommen. Sehr viel häufiger ist allerdings das Vorliegen einer *Überbelastung* anzutreffen.

Häufige Beschwerden (Symptome) einer Erschöpfungsreaktion des vegetativen Nervensystems sind:

Schlafstörungen, Verstopfung, Gewichtsverlust oder -zunahme, Atemnot, Schwäche und Müdigkeit, Schwindel, Appetitstörungen, Abnahme des Geschlechtstriebs, Herz- und Kreislaufbeschwerden, Kopfschmerzen, Übelkeit, Unlust, Menstruationsstörungen.

Weitere häufig beklagte Anzeichen sind Gallenbeschwerden, Durchfall, Händezittern, übermäßiges Schwitzen, Mundtrockenheit, Kreuz- und Nackenschmerzen.

Es sei aber deutlich vermerkt, daß alle diese Erscheinungen auch eine andere Krankheit als Ursache haben können. Gründliche Untersuchung und Abklärung ist deshalb unerläßlich.

Man berücksichtige, wie gesagt, auch die *Unterforderung:* d. h. Menschen, die keine Aufgaben, Ziele haben (z. B. rüstige Rentner, nichtberufstätige Hausfrauen, Arbeitslose), die sich deshalb wertlos vorkommen. Sie können genau solche Störungen durch das vegetative Nervensystem erfahren.

Berücksichtigen muß man bei allen ehrgeizigen beruflichen oder privaten Vorhaben, daß Gesundheit durch nichts annähernd Vergleichbares ersetzt werden kann. Erfolg im Beruf, gesellschaftliches Ansehen, gesteigertes Einkommen und hoher Lebensstandard verlieren dann ihren Sinn, wenn sie mit körperlichen oder seelischen Schäden bezahlt werden müssen.

Wenn man sich ständig von morgens bis abends abhetzt, dann schalten einfach vegetative Zentren im Gehirn auf Schongang, um dem ohnehin belasteten Organismus nicht noch weitere Anstrengungen durch Aktivität zuzumuten — *die Müdigkeit schützt gewissermaßen vor Überlastung und Zusammenbruch.*

Im übrigen: vegetative Dystonie kann man nicht behandeln, man kann sie nur vermeiden, was wiederum nur möglich ist durch Ausschaltung derjenigen Umweltreize, die die vegetativen Reiz- und Ermüdungssymptome aktivieren.

Und was ist nun eigentlich Streß, was hat es mit diesem neumodischen Wort auf sich?

Man sagt, Streß sei eine durch übermäßige Arbeit, Spannung, Aufregung verursachte Belastung des Körpers und der Seele, ein Zuviel an Reizen und Anforderungen, das nicht mehr verarbeitet werden kann.
Man könnte statt Streß wohl auch *Forderung hin bis zur Überforderung* sagen. Definition des Erfinders und Erforschers dieses Begriffs, Prof. Hans Selye: »Streß ist die *un*spezifische Reaktion des Körpers auf irgendwelche Inanspruchnahme!« Da der Organismus in einer Streßsituation mit der Mobilisierung aller verfügbaren Reserven für die Abwehr antwortet, kommt es bei Dauerstreß natürlich irgendwann zur Erschöpfung. Seyle sagt aber auch: »Streß ist lebensnotwendig«. Er hat sogar ein Buch geschrieben mit dem Titel: *Ohne Streß kein Leben.* Der sog. Pensionierungstod z. B. zeigt deutlich, wie es ist: ein Jahr nach dem Ausscheiden aus dem Arbeitsprozeß sterben die meisten Menschen!
Streß engt zwar generell den Horizont ein, kann aber auf einem beschränkten Sektor zur Mehrleistung anfeuern.
Das Positive am Streß ist, daß nicht wenige Menschen Hetze, Aufregung, Gefordertsein und die Fesseln der Verantwortung geradezu brauchen, um gesund zu bleiben — allerdings kann all dies eben auch ein Ausweichen sein vor den wesentlichen Dingen des Lebens.
Das Magazin *Der Spiegel* berichtet im April 1974: Topmanager leben, entgegen früherer Annahme, länger. Die Betroffenen scheinen durch den Streß geradezu aufzuleben; sie zähmen den Streß und nützen ihn produktiv.
Bei 27 000 Führungskräften in den USA stellte man kürzlich fest, daß sie sogar gesünder als der durchschnittliche Arbeiter sind. Die Managerkrankheit kann demnach als ein Märchen gelten; man hat nämlich inzwischen auch gemerkt, daß, je erfolgreicher ein Mensch ist, um so weniger er ermüdet.
Anstrengung = Leistung stimmt nicht immer, oft ist Anstrengung die Tochter der Unfähigkeit und Streß ein Kind der Nichtleistung. Der Fleiß allein beweist noch nichts.

Einstellung auf den Streß:
Am besten durch Muskelarbeit abreagieren — es ist häufig falsch zu meinen, man könne sich von nervenaufreibender Arbeit da-

durch erholen, daß man nun nichts tut und sich nur ausruht. *Nervliche Überbeanspruchung kann man am besten durch körperliche Anstrengung ausgleichen!*
Frage: Warum ist man abends müde, obwohl man den ganzen Tag über im Bürostuhl gesessen hat und auch keine außerordentlich geistige Anstrengung — vielmehr eine eintönige Arbeit hatte?
Antwort: Einseitigkeit und Langeweile ohne besondere körperliche und geistige Anstrengung können sehr ermüden!

Langeweile ist auch ein Streß!
In Kriegs- und Notzeiten hat sich herausgestellt, daß der Mensch unglaublich viel verkraftet, wenn er durchhalten muß. Man kann auch geradezu von einem Krankheitsschutz in solchen Zeiten sprechen.
Die Meinung, daß also Strapazen und Anstrengungen — nur weil sie uns unangenehm sind — auch ungesund sein müßten, ist widerlegt. Und trotzdem: Allzuviel ist ungesund — eine Binsenwahrheit —, und *unter Streß nimmt die Aggressivität und die Gereiztheit zu.*

Was Streß auch bedeuten kann:
Als sich gesunde, deftige italienische Kost bevorzugende Italo-Amerikaner, in einer italienischen Kolonie zusammenlebend, dem American way of life anpaßten, erhöhte sich die Herztodrate im Laufe der Jahre sprunghaft. Das alte Gemeinschaftsgefüge, in dem sie Streß und Sorgen geteilt hatten, ging verloren, jeder jagte nach mehr Einkommen, Leistungsdruck und Entfremdung kamen mehr und mehr auf. Ein Familienmitglied: »Früher setzte sich keine Familie an den Tisch, wenn nicht alle beisammen waren. Jetzt kommen sie hereingerannt, stopfen sich etwas in den Mund und sausen wieder los.«
Der englische Arzt Dr. Henry Beric Wright ist Leiter des Medizinzentrums des »Direktoreninstituts«, einer Art Mayoklinik für Manager bzw. Managerkranke. Dr. Wright geht mit den Mitgliedern des Arbeitgeberverbandes »Institute of Directors«, die die Creme der Creme im britischen Management ausmachen, oft und gern streng ins Gericht. Er hat soeben zwei neue Krankheiten entdeckt, von denen Chefs häufig befallen werden. Die eine sei der »*Unentbehrlichkeitswahn*«. Unter ihm leide ein Mann, der alles selbst machen

will und kein Vertrauen zu seinen Mitarbeitern hat. Er kommt morgens als erster und geht abends als letzter.
Die zweite Krankheit sei der »*Immunitätswahn*«. Die von ihm Befallenen würden sich in der falschen Vorstellung wiegen, daß ihnen nichts passieren kann. Hier habe man es mit Männern zu tun, die davon überzeugt seien, daß nur der Kollege von Herzleiden, Kreislaufschäden, Fettleibigkeit, Plattfüßen, Impotenz, Gedächtnisschwund und anderen Gebrechen befallen wird.

> Chefs, die überleben wollen, erhalten von Dr. Wright folgende Faustregeln:
> - Fahren Sie nicht mehr als 18 000 Kilometer Auto pro Jahr.
> - Achten Sie auf Ihr Gewicht, auf das richtige Quantum Schlaf, genügend Freizeit und ausgiebigen Urlaub.
> - Turnen Sie jeden Tag 20 Minuten.
> - Sorgen Sie dafür, daß Ihre Arbeit Spaß macht.

Einer Umfrage zufolge leidet jeder zweite Bundesbürger zwischen 14 und 70 unter Streß.
Ehrgeiz ist ein Streßfaktor und eine wichtige Herzinfarktursache. 1973 haben 250 000 Menschen in der BRD einen Infarkt erlitten, 30 Prozent, also 80 000, mit tödlichem Ausgang.
Streßfaktoren bei Herzinfarkt sind eindeutig: Alkohol, Tabak, Kaffee, Hetze, Auspuffgase, Übergewicht, Bewegungsmangel. Vom Seelischen her ist vorgegeben: ehrgeizig, aggressiv, ruhelos.
Nachtarbeit und Nachtvergnügen sind weitere Streßfaktoren, die auf die Dauer die Gesundheit schädigen. Sich am anderen Morgen mit Kaffee oder Aufputsch-Medikamenten fit zu machen, kann auf die Dauer nicht gutgehen. Müdigkeit muß man mit Ruhen und Schlafen statt mit Kaffee behandeln.
Und überhaupt das Thema *Arbeitswut:* Beobachten Sie bei sich morgendliche Unsicherheit, sofern der Terminkalender zu leer ist? Arbeiten Sie hastig, heimlich oder auch am Abend? Neigen Sie dazu, sich einen Vorrat an Arbeit anzulegen? Dann ist es höchste Zeit, einen Psychologen aufzusuchen. Denn alle diese Symptome deuten auf eine der jüngsten, von der Psychosomatik entdeckten Suchtgefahren des 20. Jahrhunderts hin, die »*Arbeitssucht*«. Sie ist nach Ansicht des Neurologen Dr. G. Mentzel aus Zwesten bei Kassel nicht weniger gefährlich als Alkoholismus oder Fettsucht.

Ständige Überarbeitung kann aber die Quelle vieler Übel sein — und das schlimmste davon ist die *chronische Ermüdung*. Sie wird uns als *gefährliches Alarmzeichen* beschäftigen müssen:

Die chronische Müdigkeit

Chronisch müde machen können *berufliche, familiäre, eheliche Konflikte, mangelnde Anerkennung, enttäuschtes Vertrauen, fehlende Geborgenheit.* Wenn Müdigkeit nur ein körperliches Phänomen wäre, würden nicht so viele Menschen am Samstag in aller Frühe in die Berge oder sonstwohin fahren, um sich nach einer anstrengenden Woche körperlich zu ermüden!

Die Müdigkeit ist ein Signal, ähnlich wie der Schmerz: Sie hat eine Schutzfunktion vor dem Überziehen der Leistungsfähigkeit.

Immer wieder ist darauf hinzuweisen, daß es nicht genügt, den einen oder den anderen Ermüdungsfaktor wegzulassen. Wenn man wirklich einen vollen Erfolg haben will, müssen *möglichst alle* ausgeschaltet werden. Das ist freilich leichter gesagt als getan. Goethe kann zitiert werden: Es genügt nicht, etwas zu erkennen — man muß es wollen. Es genügt nicht, etwas zu wollen, man muß es tun.
Eine Belastung durch Summation vieler Ermüdungsfaktoren braucht z. B. einem 26jährigen, der auf dem Gipfel seiner physischen Kraft ist, gar nichts auszumachen. Genau derselbe Streß kann einen 50jährigen aber umwerfen.
Man kann auch von dem Begriff der *Entzugsmüdigkeit* sprechen: Wenn einem Menschen Grundelemente wie Zuwendung, Zutrauen, Anerkennung, Dank, Nachsicht, Solidarität entzogen werden, kann er in die *Frustration und Resignation — immer verbunden mit Müdigkeit* — flüchten. Frustration und Resignation können aber auch in plötzliche, heftige Aggression umschlagen!

Der Herd oder das Störfeld

Bei jeder *chronischen Krankheit* sollten Sie genauestens *prüfen, ob Sie einen Herd im Körper haben, ein Störfeld.* Jetzt werden Sie vermutlich sofort antworten: »Mein Blinddarm ist entfernt, die Mandeln hat man herausgenommen — und auch noch einige Zähne gezogen! Was ich jedoch behalten habe sind meine Beschwerden!«
Sie haben leider allzuhäufig recht; und trotzdem — ich muß es wiederholen: Lassen Sie nochmals genauestens prüfen, ob Sie keinen Herd im Körper haben.
Die hauptsächlichsten Herde (auch Störfeld und Fokus genannt) sind *der Häufigkeit nach:*

1. Zähne
2. Mandeln
3. Nebenhöhlen (Kiefernhöhle und Stirnhöhle)

4. Narben
5. Chronische Blinddarmentzündung
6. Chronische Gallenblasen-, Eierstock-, Prostata- und Mittelohrentzündung.

Man sieht, daß die *Kopfherde an erster Stelle* stehen:

Zähne, Mandeln, Nebenhöhlen.

Ein großer weitverbreiteter *Irrtum ist, zu meinen, solch ein Herd müsse weh tun: meistens eben gar nicht* — und das ist das Heimtückische. Jahrelang kann man also einen Herd mit sich herumschleppen — und hat Beschwerden an einer völlig anderen Stelle (oder auch keine). Ein Herd muß nämlich nicht immer Beschwerden machen: ein einigermaßen gesunder Organismus kann oft jahrelang seine Wirkung abfangen — bis er es eben nicht mehr schafft, und dann der Körper mit irgendeiner Krankheit reagiert. Der Münchner Arzt Dr. med. Peter Dosch (Hunneke-Schüler und Neuraltherapeut) und auch der Heilpraktiker Köhnlechner haben bewiesen, daß fast alle Krankheiten störfeldbedingt sein können.

Ein Herd ist häufig das Zünglein an der Waage, ob eine Krankheit bald ausheilt oder chronisch wird.
Manche Menschen meinen: Da ist einer gesund und hat trotzdem Zahnherde, Wurzelreste oder verfaulte Zähne.
Ja, das gibt es — wenn der Betreffende eine gute Erbmasse, eine gesunde Konstitution oder sonst keine größeren krankmachenden Belastungen hat.
Wehe aber, es kommt zu weiteren Belastungen (Auskühlungen, Schlafmangel, schwere Ernährungsfehler, seelischer Streß): *Plötzlich wird die »Zeitbombe Herd« aktiv* — und eine Krankheit, die sonst in vierzehn Tagen auskuriert ist, wird chronisch.
Als Beispiel für viele kann gelten:
Ich behandelte einen dreißigjährigen Sportler, gesund, der im Herbst bei Gartenarbeiten längere Zeit auf kühler, feuchter Erde kniete. Er bekam eine heftige Kniegelenksentzündung. Während aber so etwas nach zwei bis vier Wochen wieder in Ordnung ist, hatte der Mann trotz intensiver fachärztlicher Behandlung (Salben, Wickel, Bestrahlungen, Spritzen und Tabletten) nach einem Vierteljahr immer noch ein dickes, schmerzendes Knie — an Sport war nicht zu denken. Es kam dann aber trotzdem noch zu einer glücklichen und schnellen Heilung. Dem Mann war nämlich vor einem halben Jahr im unteren Gebiß ein Zahn abgebrochen. Die nicht schmerzende Wurzel ließ er einfach im Kiefer stecken (er war, was den Gang zum Zahnarzt betraf, ein ausgesprochener Feigling!). Ich bestand nun auf Entfernung der Wurzel, und nach wenigen Tagen konnte er wieder das Knie voll belasten! Daraus kann man entnehmen, daß der Zahnrest zwar nicht »Schuld« hatte an der »Kniesache« (das war sicher die Unterkühlung) — aber eben eine Krankheit »festhalten« kann!
Nun geht es nicht immer so gut, wie in diesem Fall. Und trotzdem: *Herde sind Sickerlöcher für die Lebenskraft — sie machen auch chronisch müde! Sie lähmen das Abwehrsystem!*
Sehr wichtig ist zu wissen, daß Herde oft auch die Folge von langer Fehlernährung sind (Mandeln, Nebenhöhlen, chronische Entzündungen wie unter 5. und 6. vor allem angeführt).
Gehen wir jetzt die sechs Herd-Gruppen der Reihe nach durch und beginnen wir mit der wichtigsten, den

1. Zähnen.

Nicht der Zahn, der ein Loch hat, ist in der Regel ein Herd, sondern jener, dessen Wurzel nicht mehr in Ordnung ist: Eine Wurzelspitzenentzündung, ein Granulom (gewissermaßen ein abgekapselter, nicht schmerzender Eiterherd), Stiftzähne meistens nach wenigen Jahren, tote Zähne, nicht durchgebrochene Zähne (meistens die Weisheitszähne) und verlagerte Zähne (auch in der Mehrzahl die Weisheitszähne). Dann sehr oft nach Entfernung (Ziehen) eines Zahnes ein zurückgebliebener Wurzelrest — selbst wenn er noch so klein ist —, eine Wurzel von einem abgebrochenen Zahn, überbrückte Zähne und die kostbaren Goldzähne werden häufig nach einigen Jahren durch die Veränderung der Druckverhältnisse auf die Wurzeln gerne zu Herden (»Goldgrab«).
Starker Zahnfleischschwund mit Zahntaschenbildung kann ebenso wie zwei verschiedene Metalle (z. B. Gold und Amalgam) Herdwirkung haben.
Die äußerlich intakten Gebisse sind in Wirklichkeit oft alles andere als in Ordnung: Man lasse sich da nicht von teuren Jacketkronen, Goldkronen und Stiftzähnen täuschen — das kann sehr gefährlich sein!
Was tun?

1. *Das ganze Gebiß röntgen lassen* — und zwar nicht nur verdächtige Zähne (nochmal: der äußere Schein kann trügen!), sondern alle, d. h. einen vollständigen Zahnstatus machen lassen.
2. *Vitalitätsproben machen lassen,* d. h. Prüfungen, ob der Zahn lebt oder schon ein toter ist! (Der bekannte Heilpraktiker, Prof. Josef Angerer, ein Pionier der Herdforschung, sagt: »Totes verträgt sich nicht mit Lebendigem.«)
3. Wenn der Zahnarzt noch über *besondere Testmöglichkeiten* apparativer Art (Elektroakupunkturmethode nach Voll oder andere) verfügt — um so besser, um so sicherer die Diagnose.

Also: So logisch der Satz »ein eigener Zahn ist ein eigener Zahn« sein kann — er gilt aber nur solange, als dieser Zahn ein gesunder Zahn ist. Ich betone nochmals: die Behandlung jeder Krankheit kann solange vergeblich sein, als diese von einem Herd ausgelöst oder unterhalten wird. Und erst, wenn dieses aus der ferne wirkende Störfeld beseitigt ist, kann es zur Heilung kommen.

Unsere Lebensweise (vorwiegend falsche Ernährung) ist an der Zunahme von Störfeldern maßgeblich beteiligt. Im Kieferbereich ist die Zahnkaries ein entscheidender Wegbereiter von Zahnherden! Freilich lobt jeder den Zahnarzt, der »nicht gleich reißt« — wer hat schon gerne Lücken im Gebiß, und wer würde nicht die schmerzhafte Prozedur scheuen. Und es ist ja auch zweifellos Sinn der Zahnheilkunde, zu erhalten, was zu erhalten ist.
Aber: immer nur dann, wenn es der Gesundheit im allgemeinen nicht schadet. Sonst ist das Opfer eines Zahnes das kleinere von zwei Übeln, wenn man nämlich zu wählen hat zwischen Zahnerhalten oder chronischem Krankwerden.
Der deutsch-spanische Zahnarzt Dr. Adler sagt in seinem Störfeldbuch: »*Schmerzfreiheit ist niemals ein Zeichen von Herdfreiheit*«. Das ist ein gewaltiger Unterschied!
Gratulieren kann man Ihnen nur, wenn Sie nun auch einen Zahnarzt finden, der wie ein Detektiv nach Störfeldern fahndet und die Sache nicht auf die leichte Schulter nimmt. Immer noch sind nämlich in der Medizin die Lager in zwei Hälften gespalten: die eine, die von Herden nicht viel hält, und die andere, die allzuschnell Herde reihenweiße operativ entfernt.
Wie aber kann sich der Patient schützen und einen guten Zahnarzt finden? Indem er einen sucht, der a) *das Problem überhaupt ernst nimmt* und b) *dann auch die drei beschriebenen Suchmöglichkeiten voll ausschöpft. Nicht ermüden in der Suche nach einem erstklassigen Zahnarzt: Er entscheidet bisweilen über Ihre Krankheit oder* — Gesundheit!

2. Mandeln

Ein wichtiger Satz:
Während bei Kindern der Mandelherd überwiegt, überwiegt bei Erwachsenen der Zahnherd.

Ein weiter wichtiger Satz: Während bei Kindern Zahnherde fast keine Rolle spielen, spielen Mandelherde bei Erwachsenen oft eine große Rolle (Gelenke, Herz, Nieren!).

»Schlechte« Mandeln gehen sehr häufig auf falsche Ernährung im Säuglings- und Kindesalter zurück: zuviel, zu süß, zu wenig Vitamine, zu viel aus Dosen, Flaschen und Konserven — und wenig Natürliches und Naturbelassenes. (Beispiel: Wie viele Mütter machen sich die Arbeit, einen Saft aus möglichst nicht chemisch gespritztem und chemisch gedüngtem Obst oder Gemüse täglich frisch zu pressen? Wie viele kaufen hingegen diese Fertigsäfte, von allen möglichen Firmen angeboten?)
Vergrößerte Mandeln im Kindesalter sind nicht immer schlechte Mandeln und durchaus nicht immer ein Operationsgrund! Eine Mandelentzündung allein ist noch kein Anlaß, die Mandeln entfernen zu lassen, auch dann nicht, wenn sie sich wiederholt.

Operationsgründe: Streuwirkung auf Gelenke, Nieren oder Herz, Mandelabszesse.

Ernährungsumstellung! Biologische Behandlung der Mandeln (Absaugen, »Abspritzen« Neuraltherapie = Heilinjektionen nach Dr. Hunneke an die Mandelpole —, homöopathische und pflanzliche Lymphmittel, gesunde Mundbakterien zuführen, keine keimtötenden unbiologischen Zahncremen verwenden, kein Eis lutschen).
Bei Erwachsenen bringt die Mandelentfernung — Ausnahme die angeführten Operationsgründe — häufig sowieso nicht das gewünschte Resultat. Ist aber die Operation nötig, dann nicht warten, bis die chronische Eiterung Organschäden bewirkt hat.

3. Nebenhöhlen

Chronische Kiefer- und Stirnhöhlenkatarrhe sind seltener als Zahn- und Mandelherde — aber häufig genug. Oft allerdings handelt es sich hier um einen *Sekundärherd, d. h. Zähne oder Mandeln sind die eigentliche Ursache von Nummer 3!*
Also zunächst die beiden ersteren kontrollieren, nicht wiederum gleich operieren. Erst biologisch behandeln: inhalieren, Wärme- und Hitzeanwendungen, auch Sauna, Meerwasserinhalationen und Aufenthalt am Meer, biologische Arzneien, Atemtherapie, evtl. auch Spülungen.

4. Narben

Jede Unfall- oder Operationsnarbe kann Fernwirkungen haben. Die sicherste Methode ist augenblicklich das neuraltherapeutische »Abspritzen« der Narben (meistens Quaddeln mittels Impletol), das nicht sonderlich weh tut.

5. Chronische Blinddarmentzündung

Die Ärzte wissen, daß fast nirgends auf der Welt so viel Blinddärme herausgenommen werden als in der Bundesrepublik. Bei einer akuten Blinddarmentzündung ist dies keine Frage; viele Blinddärme werden aber entfernt — und die Patienten sind verblüfft, daß sie hinterher an der gleichen Stelle die gleichen Beschwerden haben! (Es war der aufsteigende Dickdarm, der Eierstock oder Eileiter, die gespürt wurden und behandelt gehören.) Also: Gründliches Abwägen, eventuell Behandlung des Dickdarmes bzw. frauenärztliche Behandlung.

6. Chronische Gallenblasen-, Eierstocks-, Eileiter-, Prostata- und Mittelohrentzündungen

Alle diese — oft wenig und dann auch nicht dauernd schmerzenden — Erscheinungen können als verborgene Entzündungen eine Herd- und damit eine Fernwirkung auf andere Organe haben. Meistens handelt es sich um das nicht Gründlich-genug-Ausheilen einer akuten Entzündung. Also: nachholen, was man vielleicht versäumt hat. Ernst nehmen und nicht bagatellisieren! Arzt oder Heilpraktiker konsultieren! Biologisch eingestellten Facharzt! Vielleicht auch an Neuraltherapie denken.
Ein Herd muß behandelt werden — was nicht immer gleich operieren heißt.
Einen Herd haben — auch wenn er noch keine Beschwerden macht —, heißt nicht gesund sein.
Kommt eine *längerdauernde Fehlernährung und/oder eine seelische Belastung dazu, dann wird ein ruhender Herd oft aktiv, weil die Wider-*

standskraft im Körper geschwächt ist, die krankmachenden Impulse schlagen durch und schädigen den Organismus. Meistens tun sie dies dann an jenen Stellen, die von der Veranlagung oder von früheren Krankheiten her sowieso schon schwache Punkte sind.
Der Körper kann ein Störfeld, einen Herd, oft lange Zeit unter Kontrolle halten. Vielleicht merkt man außer *chronischer Müdigkeit* nichts. Das Störfeld ist »stumm«. Aber die Zeitbombe tickt: Bis durch eine oder mehrere weitere Belastungen (Überarbeitung, Verkühlung oder anderen) die Zündschnur zum Glimmen kommt.

Also: Vorher handeln!

Auch hier gilt: Vorbeugen ist besser als einer Krankheit hinterherlaufen!

Karriere ist gesund

Lebenserwartung nach Berufsgruppen

Wer nicht nur gut, sondern auch lange leben will, muß in die Dienste des Staates treten oder Karriere machen — am besten beides. Spitzenbeamte genießen in der Bundesrepublik unter fast allen anderen Berufsgruppen die höchste Lebenserwartung (und werden nur noch von den evangelischen Geistlichen knapp übertroffen).
Auch sonst gilt, wie die Übersicht zeigt: Auf vergleichbaren Karrierestufen sind die Beamten zählebiger als die übrigen unselbständig Tätigen, und auf einer Karriereleiter lebt man um so länger, je höher man gestiegen ist.
Ein Trost bleibt: Die unterschiedlichen Lebenserwartungen der Berufsgruppen ebnen sich allmählich ein. Noch zu Beginn dieses Jahrhunderts war das Risiko eines ungelernten Arbeiters, an Krankheit oder Unfall zu sterben, etwa um die Hälfte größer als das eines Akademikers. Noch in den zwanziger Jahren aber begann die große Gleichmacherei. Den ganz Armen ging es besser, und die Elendskrankheiten verschwanden, zugleich forderte der Infarkt mehr Opfer in den höheren Bildungsklassen und in den Streßberufen der mittleren Ränge. Und in unserer Wohlstandsgesellschaft verdient fast jeder genug Geld, um es sich leisten zu können, seine Gesundheit durch Rauchen, Trinken und reichliches Essen zu ruinieren.
Die Zusammenstellung beruht auf Berechnungen des Verbandes der Lebensversicherungsunternehmen und des Karlsruher Statistikers Dr. Hermann Doll.

58

(Durchschnittsalter)

Gastwirte: Sie halten in der Sterbestatistik unter allen Berufsgruppen den Rekord. Folgende Todesursachen sind bei Gastwirten überdurchschnittlich häufig: Lungenkrebs, Herz- und Kreislaufschäden, Magen- und Darmkrankheiten, Leberzirrhose, Selbstmord. Schuld an der hohen Todesrate ist offensichtlich der leichte Zugang zum Alkohol, die unregelmäßige Arbeitszeit, wenig Schlaf, Hetze, schlechte Luft, Nikotin und zu fette Ernährung.

61

Künstler, Schauspieler, Journalisten: Ihre Lebensweise ist ungeregelt, sie haben oft zu wenig Schlaf und sterben früh. Häufigste Todesursachen sind Herzinfarkt, Lungenkrebs und Leberzirrhose (also die typischen Leiden der Trinker und Raucher); Selbstmorde sind auch relativ häufig.

65

Ungelernte Arbeiter: Die oft ungeregelte Lebensweise und die häufig schlechten sozialen Verhältnisse sind Ursachen vieler Krankheiten. Angehörige dieser Berufsgruppen melden sich am häufigsten krank. Auffallend stark sind unter den Todesursachen psychische Krankheiten und Selbstmord vertreten.

66

Untere Angestellte: Die Lebenserwartung ist unter dem Durchschnitt; besonders häufig sind Herzinfarkte, weit verbreitet kommen auch Leiden von Magen, Lunge, Galle und Prostata vor.

68

Richter und Anwälte: Ihre Lebenserwartung ist durchschnittlich. Bei ihnen sind Herz- und Kreislaufkrankheiten relativ selten, dafür werden sie häufiger von Magen- und Darmleiden befallen.

68

Ärzte: Auch die Gesundheitsexperten haben nur eine durchschnittliche Lebenserwartung; Internisten gehen immer noch ein leicht erhöhtes Infektionsrisiko ein, Röntgenärzte sind durch Strahlen gefährdet. Die typische Krankheit der praktischen Ärzte ist der Infarkt (in England gar »doctor's disease« genannt), auch gibt es viele Selbstmorde.

68

Mittlere Angestellte: Ihre Lebenserwartung ist durchschnittlich, sie neigen zu Infektionen und Übergewicht — besonders nach dem fünfzigsten Lebensjahr.

69

Katholische Geistliche: Ihre Lebenserwartung ist wesentlich geringer als die ihrer gleichrangigen Kollegen von der anderen Konfession. Überhaupt sterben ledige Männer im Durchschnitt früher als verheiratete, und die Mediziner wissen bis heute noch nicht genau warum.

70

Angelernte Arbeiter: Ihre Lebenserwartung liegt gerade noch über dem Durchschnitt; sie neigen zu hohem Blutdruck und Magenkrankheiten.

70,5

Facharbeiter: Ihr Herz und ihr Kreislauf ist überdurchschnittlich gesund; unter den Todesursachen überwiegen die Folgen von Übergewicht und Rheuma sowie die Altersleiden.

71

Landwirte, Gärtner: Die Arbeit an der frischen Luft tut Lunge, Herz und Kreislauf gut, dafür werden sie öfters von Rheuma, Krebs, Magen-, Darm- und Nierenleiden befallen.

72

Untere Beamte: Sie müssen erst durch die Gefahrenzone des Pensionierungsschocks — die erste Sterbewelle ist zwischen dem 66. und 68. Lebensjahr wegen der plötzlichen Leere im Leben. Dann wird ihre Lebenserwartung besser. Häufiger als andere Beamte leiden sie am Magen, trifft sie der Schlag und der Herzinfarkt; Außendienstbeamte bekommen häufig Rheuma.

73

Leitende Angestellte: Die relativ erfolgreichen Karrieristen leben auch relativ lange — verhältnismäßig hoch aber sind ihre Gesundheitsrisiken für Herz, Kreislauf, Lunge, Prostata und Leber; auch der Selbstmord ist überdurchschnittlich häufig.

74

Mittlere Beamte: Wer den Pensionierungsschock übersteht, wird wahrscheinlich sehr alt; Todesursachen sind vor allem die typischen Altersleiden.

75

Unternehmer: »Erfolgreiche Arbeit erträgt der Mensch in unwahrscheinlichem Ausmaß« (Medizin-Professor Dr. Gotthard Schettler, Heidelberg). Die Gesundheit der Unternehmer ist freilich in besonderem Maße gefährdet durch Herz- und Kreislaufschäden, Diabetes, Sport- und Verkehrsunfälle — und auch durch relativ häufige Selbstmordversuche.

76

Leitende Beamte: Gesundheitlich gefährdet sind sie allenfalls durch die Folgekrankheiten von Übergewicht und Bewegungsmangel.

77

Evangelische Geistliche: Sie leben am längsten.

Lebensalter und Gesundheit

I

Am Beispiel *des alten Zweimal-Siebener-Rhythmus* im menschlichen Lebenslauf soll dargelegt werden, wie jedes Alter seine besondere Beziehung zu Krankheit und Gesundheit hat. Wenn man sich diese Erscheinungen rechtzeitig bewußt macht, bekommt auch die *Gesundheitsvorsorge* mehr Gewicht, und Krankheit verliert in vielen Fällen den scheinbar so schicksalhaften Charakter. Man könnte geradezu sagen: *Schicksal entsteht häufig erst aus Unwissenheit!*
Die ersten vierzehn Jahre dienen dem leiblichen und seelischen Einrichten und Eingewöhnen auf der Welt. Krankheiten kommen hier schnell und heftig gleich Naturgewalten; es endet mit Sieg oder Niederlage, Kompromisse werden von Leib und Seele kaum geschlossen — im Vordergrund steht, daß die *Ganzheit* erhalten bleibt oder das junge Wesen zugrunde geht. Diese erste Phase im Leben erinnert sehr an die *Absolutheit von Pflanze und Tier:* Entweder die Bedingungen sind gut, und das Wesen lebt und überlebt, oder sie sind unannehmbar, und das Geschöpf stirbt. Entweder — oder; das ist bei den Kinderkrankheiten typisch. Von einer Stunde zur anderen sondert sich das Kind ab, verweigert die Nahrung und fiebert hoch mit rotem Kopf. Es kommen dramatische Entwicklungen, aber ebenso schnell können Besserung und die meist völlige Herstellung der Ausgangslage eintreten; das Kind ist oft sogar nach einer richtig durchstandenen Krankheit gesünder als zuvor. Richtig durchstanden heißt: Die Krankheit wird nicht abgewürgt, nicht durch Behandlung von Symptomen vordergründig verdeckt und vorzeitig scheinbar auskuriert. *Hier liegt im übrigen eine erhebliche Gefahr der modernen chemischen Arzneimittel: Penicilline, Sulfonamide, Beruhigungsmittel zum Beispiel* vermögen schnell eine sogenannte *Scheingesundheit zu erzwingen,* während sie in Wirklichkeit das eigentliche Problem verschieben und damit verschlimmern. Nicht zuletzt hat auch Müller-Eckart in seinem Buch *Das unverstandene Kind* auf die wesensentfaltende Bedeutung der klassischen Infektionskrankheiten bei Kindern hingewiesen, besonders im Zusammenhang mit Haut-

krankheiten, die nicht nach innen gedrückt, sondern nach außen geleitet (»Häutung« im symbolischen Sinne!) werden sollen.
Hier ist es wichtig, einen Therapeuten zu wählen, der die Mittel entsprechend einzusetzen vermag: Fasten, Bettruhe, Wasseranwendungen, pflanzliche und homöopathische Mittel vermögen die Krankheit so zu beeinflussen, daß in ihr der uns zwar häufig unklare, aber doch nicht bestreitbare metaphysische (übersinnliche) Sinn nicht verdrängt, das kranke Kind nicht um das ahnungsweise Erleben von Krankheitstiefen gebracht wird. Starke und stärkste chemische Waffen bleiben dann lebensbedrohenden Situationen vorbehalten.
Stichwortartig noch folgendes:
Stillen solange wie möglich, es gibt keinen Ersatz für Muttermilch!
Mandeloperation darf nicht Modeoperation des Kindesalters sein. Besonders vor Vollendung des siebten Jahres äußerste Zurückhaltung!
Einschulung nicht vor sieben Jahren. — Wann sollen sich die Gemütskräfte spielend entfalten, wenn der Intellekt zu früh gezüchtet wird?
Was die *Zähne* betrifft: weniger Kalktabletten, aber mehr Vollkornbrot; weniger Schleckwaren, aber mehr Obst und süße Früchte.
Möglichst lange *Schulranzen* beibehalten, statt der überladenen Handtasche. Mehr Turnen, mehr Schwimmen, weniger Fernsehen.

II

Zwischen 14 und 28 kommt der Mensch auf den Höhepunkt seiner körperlichen Kräfte. Nie mehr später scheint seine Gesundheit so unangreifbar wie jetzt. Praktisch kann er machen, was er will: Das Härteste im Leistungssport von sich fordern, Exzesse in Essen, Trinken und Sex, Mangel an Schlaf und Ruhe — es scheint ihm nichts auszumachen, und er ist oft kurzsichtig genug, im Wahn zu leben, das ginge ungestraft und immerzu, nur weil er nicht weiß, daß die »Rache« bereits im nächsten Lebensabschnitt folgt.
In diesem Alter ist es nicht so sehr wichtig, Krankheiten zu heilen, auch braucht man aus jungen Menschen keine Gesundheitsapostel

zu machen. Aber man sollte eines versuchen: Ihnen klarzulegen, daß in dieser Zeit *nicht durch allzu chaotisches »Ausleben«* körperliche und seelische Energien vergeudet werden, daß gleichsam der Saftstrom bewahrt werden muß, wenn später die ganze Fülle der Zweige und Blätter am Lebensbaum zur Ausbildung kommen sollen. Von *Hochleistungssport* sollte man absehen und nur soviel Sport treiben, wie es ohne Wettkampfehrgeiz Spaß macht.
Wenn in diesem Alter das *Rauchen* nicht erst begonnen wird, spart man Geld und Gesundheitsenergien. In späteren Lebensaltern kommt man dankbar auf das Gesparte zurück. Warum ist das dieser Altersgruppe nur so schwer verständlich zu machen?

III

Zwischen 28 und 42 steht der Mensch auf der Höhe seiner seelischen und körperlichen Verfassung. Zugleich tritt durch das völlige Ausgefülltsein in Beruf und Familie die Gefahr der *Einseitigkeit* auf. Dadurch beginnt das körperliche Wohlbefinden besonders an der Vierzigergrenze bereits zu leiden: Zu wenig Bewegung, zu wenig Entspannung, chronische Übermüdung und Genußmittelmißbrauch beginnen sich zu rächen. Die bisher unerschöpfliche Fähigkeit, Ausgleich zu schaffen, scheint nachzulassen, und wenn in diesen Jahren nicht auch bald *durch Vernunft ersetzt wird, was an biologischer Kraftreserve schwindet,* dann kommt es zu früh zur Schwächung der Lebenskraft.
Darum hier besonders:
Streng *rhythmischer Tages- und Wochenplan mit regelmäßiger Bewegung* (ein halber Tag in der Woche Gartenarbeit oder Wandern, Schwimmen, Skifahren). Mindestens *acht Stunden Schlaf, regelmäßige Einnahme der Mahlzeiten, Urlaub drei bis vier Wochen pro Jahr,* der jedoch zusammenhängend genommen werden muß. Ab 40 heißt es *haushalten mit seinen Kräften* — und dazu gehört, daß zwischen Erholungs- und Erlebnisurlaub unterschieden wird. Vielleicht so: drei Wochen Erholung, eine Woche »Erlebnis« —, also Reise- oder Bildungsurlaub.

IV

Die Zeitspanne von 42 bis 56 zeigt den Menschen im Vollbesitz seiner psychischen Kraft und bringt die Geistesfülle zur Entfaltung. Hat er in Familie und Beruf die Dinge zu seiner Zufriedenheit lösen können, möchte man meinen, daß ihm das Leben in dieser Zeit eitel Glück und Wonne, Bestätigung des eigenen Wertes und auch des Genusses seiner Arbeit bringt. Ja, so könnte es sein — wenn er in diesen Jahren *im körperlich-materiellen Genuß drastisch zurückhält (weniger von allem!),* wenn er erkennt, daß er nicht mehr jede Arbeit und jedes Vergnügen, das sich anbietet, annehmen darf, wenn er noch *disziplinierter* als im Lebensabschnitt vorher zu leben vermag. Aber das ist oft der Zwiespalt: Viele Menschen haben durch die Entbehrungen während der Aufbaujahre jetzt das Gefühl, nachdem ihnen ihre beruflich harte Leistung die materiellen Mittel dazu gibt, endlich »leben« zu müssen, bzw. was sie darunter verstehen. So kommt es, daß das Wort von der »Midlife-crisis«, der »Krise in der Lebensmitte«, heute in aller Munde ist und eine Anzahl Bücher darüber geschrieben worden sind. Der Abschied von den Jugendträumen ist endgültig, und berufliche wie private Enttäuschungen blieben nicht aus. Aber — Arbeit *und* Vergnügen sind meist zuviel: Der häufig schlagartige Zusammenbruch z. B. durch Herzinfarkt gerade in diesem Alter beweist es. Der plötzliche Krankheitsausbruch kann aber auch dadurch entstehen, daß im Tempo der Jahre vorher weitergearbeitet wird. Er kann aber auch durch familiäre Krisen heraufbeschworen werden. Eheleute leben sich in diesem Alter oft auseinander, nachdem die Kinder »aus dem Ärgsten heraus« sind. Die Frau kommt in die Jahre der hormonalen Umstellung und ist allein schon dadurch krisenanfälliger. Darum scheinen Schwerpunkte der Vorsorge zu sein: Rechtzeitige *Wende auch von außen nach innen,* also von den Oberflächlichkeiten des notwendigen äußeren Lebens in die Tiefen des Seelischen, wenn nicht um die Fünfzig die gefürchtete Leere auftreten soll, die häufig dann auch die *Flucht in die Krankheit* mit sich bringt. Die vielen Möglichkeiten der Kunst und des Kulturellen müssen jetzt neu entdeckt, soziale Pflichten übernommen werden, damit Körper, Seele und Geist gesund bleiben. Der Urlaub sollte zu einer Kur benutzt werden und mindestens vier Wochen im Jahr betragen.

V

Von 56 bis 70 rundet sich das Leben in seiner Ganzheit ab. Ausgeglichenheit in allen Bereichen steht im Vordergrund. *Ausgewogenheit in Leistung und Ruhe, Essen und Fasten, Genuß und Verzicht. Mäßigkeit wird oberstes Gebot.* Rechtzeitig muß der Mann seinen Stellvertreter einweisen, und die Übergabe darf zwischen 60 und 70 nicht versäumt werden. Der drohenden Vereinsamung muß besonders im Falle, wenn ein Ehepartner bereits gestorben ist, durch *soziale Eingliederung* begegnet werden. Wieviel Leid entsteht heute allein dadurch, daß vielen Menschen ihre Aufgaben entzogen sind und dadurch noch leistungsfähige und -bereite Menschen keine Einsatzchancen haben! Wieviel Nöte entstehen durch das Auseinanderfallen von Großfamilien (Kindern — Eltern — Großeltern), denn die Eltern brauchen die Großeltern aushilfsweise für die Kinder, ebenso wie die Großeltern den Kontakt mit der Jugend nötig hätten! Schuld ist zum Teil unsere Wohnungsmisere — ein staatspolitisches Problem von ebensolcher Dringlichkeit wie der Bau von *würdigen Altersheimen, welche die Betagten nicht so radikal isolieren.*

VI

»Das Leben währet siebzig Jahr« — der alte Spruch gilt nicht mehr viel, denn oft schließen sich »geschenkte« Jahre an, und mancher erreicht die Vollendung der *Stufe siebzig bis vierundachtzig und darüber.* Auch für diesen Abschnitt ist vielfach das eben Angedeutete gültig. Daneben heißt es: In Bewegung bleiben! Da ist der tägliche ausgiebige Spaziergang geradezu ein Lebenselixier. Bei Wind und Wetter beobachten wir häufig an alten Menschen, daß sie den gewohnten Rhythmus nicht unterbrechen.

Beweglichkeit aber ebenso auf verstandes-, gemütsmäßigem und geistigem Gebiet! Kontakte nicht abbrechen oder einschlafen lassen! Interesse für alle Zeitprobleme ist der beste Schutz vor Verkalkung.

Wenn die *Verinnerlichung und das religiöse Element* in diesen Jahren die Oberhand bekommen, dann wird der Tod seinen Schrecken verlieren, da der Mensch das ewige »Stirb und Werde« begreift.

Der Kreis schließt und das Leben vollendet sich. Seine Altersstufe bewußter leben — das wäre die Devise, das nimmt auch die tiefsitzende Angst vor dem Altwerden. Insofern kann man es ruhig und gelassen hören — das Lied von der schönen Jugendzeit, die nicht mehr zurückkommt. *Jedes Alter hat seine besonderen Freuden, seine spezifischen Erlebnisse, seine großen Möglichkeiten.*

Über den richtigen Tagesrhythmus

Wie man sich den Tag einteilt,
um frisch und gesund zu bleiben

Alles Lebendige hat einen Rhythmus: Der menschliche Herzschlag ebenso wie die Brutzeit der Vögel und das Wachstum der Pflanzen. Wenn dieser Urrhythmus gestört wird — sei es, daß das Herz unregelmäßig schlägt, ein Vogel zur verkehrten Zeit mit seiner Brut beginnt und die Pflanze zu zeitig oder zu spät zu blühen beginnt —, ergeben sich daraus schwere Störungen.
Auch der Mensch ist diesem Rhythmus unterworfen, *einem Tages-, Monats-, Jahres- und schließlich Lebensrhythmus.*
Das beginnt schon damit, daß er jeden Tag von neuem versuchen muß, in Einklang mit der Natur und nicht gegen diese Ordnung zu leben — wenn er nicht über kurz oder lang krank werden will. Nur wenigen ist nämlich die Gesundheit so ohne weiteres geschenkt, die meisten von uns müssen sie sich täglich neu erwerben. Dazu braucht der Arzt und der Heilpraktiker die Mitarbeit des Patienten — ohne diese ist er oft machtlos.

1. Man gewöhne sich daran, *früh aufzustehen und früh ins Bett zu gehen.* Mit aufgehender Sonne — im Sommer also früher, im Winter später — soll der Mensch aus den Federn und die Energie des beginnenden Tages nutzen.
   »Morgenstund hat Gold im Mund« — da ist viel Wahres an den alten Sprichwörtern (nur hält man sich meistens nicht daran!). Die Sonne geht für alle zur gleichen Zeit auf und auch unter — und wissenschaftliche Forschungen haben ergeben, daß der Mensch sehr wesentlich an diesen Sonnenrhythmus gekoppelt ist. (Early to bed and early to rise makes a man healthy and wealthy and wise — sagen die Engländer!)
2. Am Morgen soll der *Kreislauf angeregt* werden:
   Trockenbürsten des ganzen Körpers macht ebenso wach wie eine kalte Dusche oder kalte Waschung und dasselbe wechselwarm im Winter (heiß-kalt, evtl. wiederholen). Daran anschließend nackt eine kleine Zimmergymnastik mit ein paar Atemübungen — das belebt, gibt Schwung (und eine schöne, reine Haut)!

3. *Frühstücken!*
Man bedenke dabei, daß der Magen von der Nacht her schon 8—10 Stunden lang nichts bekommen hat und es gegen den Saftrhythmus verstößt, wenn man ihn jetzt noch bis mittags warten läßt. Außerdem liegt hier der Schlüsselpunkt für die Abendmahlzeit, die bei den meisten Menschen zu reichlich ist. Das ist verständlich, wenn morgens gefastet wird, dann stürzt man sich natürlich abends hungrig an den Tisch. Ferner soll am Morgen die relativ meiste Flüssigkeit aufgenommen werden — und nicht am Abend, wie es häufig geschieht.
4. Abendliche Vorbereitung und Planung *verhindern am Morgen die Hetze* — den schlimmsten Feind für das Nervensystem! Das Bild jenes Angestellten, dem mit fliegenden Rockschößen am Gartentor die Kaffeetasse von seiner Frau abgenommen und die Krawatte noch eilig umgebunden wird, sollte den Witzblättern vorbehalten bleiben. *Den neuen Tag mit dem Aufräumen des alten zu beginnen, ist psychologisch unklug und führt schon früh am Morgen zur Ermüdung.* Also abends ordnen, vorbereiten — nichts über Nacht liegen lassen (möglichst auch keinen Streit). Dann schläft man ruhiger und beginnt jeden Tag unbelastet neu.
5. *Wir sitzen zuviel!* Wenn man sich den *Arbeitsweg* so einrichten kann, daß *zumindest ein Teil desselben zu Fuß* gegangen wird, wäre das ideal. Die Parkplatzsuche direkt vor der Haustüre ist sowieso sehr mühsam, vielleicht kann man den Wagen ein Stück vorher stehen lassen und den Rest gehen. *Wer viel geht, lebt länger!*
6. *In den Arbeitspausen frische Luft schöpfen.* Man macht hier oft den Fehler, daß man dann in der völlig verräucherten Kantine seinen Tee trinkt, statt im Hof etwas auf und ab zu gehen. Auch hier muß auf die rhythmische Ausgewogenheit von sitzen und stehen, sitzen und gehen, Aufenthalt in verbrauchter Luft und Ausgleich in frischer Luft geachtet werden. Alles muß sich die Waage halten.
7. *Mittags durchzuarbeiten ist unnatürlich.* Der Mittag ist der *große Schnittpunkt des Tages.* Man macht sich meistens was vor, wenn man meint: So, jetzt arbeiten wir »durch«, dann werden wir eher fertig und haben früher Feierabend. Aber der Verschleiß ist

dabei ein ungeheuerer, und es kommt zum frühzeitigen Verbrauch der Reserven.
Wenn es irgendwie geht: *10 Minuten flach hinlegen,* Beine hochlagern, Siesta halten, entspannen. Dann eine leichte Mahlzeit (im Falle, daß bald weitergearbeitet werden muß und abends sowieso die Hauptmahlzeit ist). Langsam essen, immer etwas Salat oder Obst vorher, mittags nie ohne Frischkost! Ein Wurstbrot hat zwar Kalorien zum Mästen, aber keine Vitamin- und Kraftstoffe zum Durchhalten!
Ein ausgesprochener *Mittagsschlaf ist nicht erwünscht: nach dem Essen soll man nicht schlafen, sondern ruhen oder ein bißchen auf und ab gehen.* Der typische Mittagsschläfer verkalkt zu früh, weil die Nahrungsfette sich dabei zu sehr an den Gehirngefäßen ablagern.

8. Wenn man am *späten Nachmittag* mit der Arbeit fertig ist oder nach Hause kommt: *Duschen, möglichst auch die Kleider wechseln!* Auch seelisch fühlt man sich »wie neu geboren« nach einer Dusche (Temperatur nach Bedarf).
Der berühmte Pfarrer Kneipp sagte einmal, *Ärger könne man abwaschen* — da ist etwas dran. *Auch in den Kleidern kann sich Müdigkeit ansammeln* — deshalb wechseln und man fühlt sich in einem frischen Hemd oder Bluse gleich wieder anders!
Nicht sofort sich auf das Essen stürzen! Wieder ein wenig entspannen, vielleicht eine Meditations- oder Yogaübung oder autogenes Training. Man sagt heute: Dazu habe ich keine Zeit! Wozu lebt man dann, wenn man keine Zeit hat zum »wirklich leben«?
9. *Abends nicht zu spät essen* (18 Uhr — spätestens 19 Uhr). Noch ein Abendspaziergang danach lockert auf.
10. *Den Abend entspannt verbringen* — nur an wenigen Tagen in der Woche sollte man es sich leisten, bis 21 Uhr noch irgendwelche Arbeiten zu verrichten. Spät abends nicht mehr den Körper und das Gemüt mir irgendwelchen Dingen aufputschen, seien es heiße Bäder oder aufregende Fernsehkrimis: Das ist wohl auf die Dauer nicht das Ideale. Musik, die entspannend wirkt, ruhige Lektüre, Gedichte, Bilderbücher oder ein Steckenpferd — hat man dies alles durch das passiv machende Fernsehen vergessen?

11. Der Kreis schließt sich, der Tag klingt aus. 21 Uhr, *spätestens 22 Uhr* soll man ans Schlafen denken und *8 Stunden dafür reservieren.* Alles andere ist Raubbau — auf die Dauer natürlich; Ausnahmen sind möglich, solange sie nicht die Regel werden.

Im Rhythmus leben heißt gesünder leben!

Über das Seelische

Seele — was ist das? Keiner hat sie je gesehen, und alle reden von ihr. Wenn der Pathologe Virchow meinte, er hätte schon so viele Menschen operiert und nie eine Seele entdeckt, war das natürlich eine Provokation und kein Beweis.
Wir meinen heute, daß der Mensch eine Leib-Seele-Geist-Einheit ist. Der Geist kann nicht erkranken. Erkranken können nur Leib und Seele. Vom körperlich Lebendigen her erfüllen Drang und Triebe die Seele, vom Geistigen her Ordnung, Zielrichtung, Wahl- und Entscheidungsfähigkeit im Denken und Handeln. Die Seele ist das Kraftfeld der Reaktionen auf eine innere und auf die äußere Welt. Zu diesen Reaktionen gehören Liebe und Haß, Vertrauen und Mißtrauen, Glaube und Unglaube, Mut und Furcht, Freiheits- oder Zwangsgefühl. In diesen Reaktionen kommen die Beziehungen des Menschen zur inneren und äußeren Welt zum Ausdruck. Sind die Beziehungen ungenügend, inadäquat (nicht entsprechend), verworren, disharmonisch, so erkrankt die Seele. Die Beziehungen bilden sich aus dem Kräfteverhältnis zwischen Seele und Außenwelt. Die Machtäußerungen der Außenwelt können schließlich jede Seele zerschlagen.
Die Kraft der Seele aber wird bedingt:

1. Durch das Erbe.
2. Durch die Empfangsfähigkeit für die Einströmung geistiger Energie, d. h. durch die Intelligenz, welche Fähigkeit zu einem Teil von der Pflege des Körpers abhängt.
3. Durch die Ordnung der Ernährung.

Körperliches und Seelisches bedingen also einander. Was die Seele lähmt, sind:

- Hoffnungslosigkeit
- Liebesentzug
- Liebesunfähigkeit
- Glaubensverlust

Verdrängung von Problemen lähmt ebenfalls die Seele und ermüdet! *Als großes Ziel muß angestrebt werden: Mit sich selbst, mit dem Nächsten und mit Gott »im reinen zu sein«; abwehrfrei und spannungsarm der zu sein, der man ist.*
Der Mensch als Einheit von Körper und Seele kann natürlich *Krankheiten vom Seelischen ins Körperliche »abschieben«:*

- Kränkungen können Herzschmerzen hervorrufen!
- Angst und Sorge können Schlaflosigkeit und nervöse Zerrüttung nach sich ziehen!
- Ungelöste Probleme können Magen-Darm-Geschwüre erzeugen!
- Aufregungen und Ärger können eine Gallenkolik auslösen!
- Dauernde Überlastung kann zum Herzinfarkt führen!
- Zornausbrüche können einen Schlaganfall verursachen!

Neuerdings geht man sogar so weit, *die seelische Situation* als einen *Risikofaktor für den Krebs* anzusehen. Man vermutet, daß es eine *Krebspersönlichkeit* gibt, d. h. bestimmte psychische Merkmale bei Krebskranken häufiger als bei Nichtkrebskranken auftreten.
Als stereotype *Merkmale bei Krebskranken wurden beobachtet:*

- Sich chronisch und rücksichtslos den Umweltgefahren (Luftverschmutzung, Zigarettenkonsum, angeschimmeltes Brot usw.) auszusetzen und sie bewußt zu ignorieren.
- Krankheitsanzeichen zu überspielen, geduldig zu ertragen, vor ihnen keine Beunruhigung oder Angst zu zeigen.
- Eine äußerst geringe Bereitschaft zur Erholung, zum Ausweichen vor Umweltgefahren und zur rechtzeitigen Behandlung von Krankheitssymptomen zu haben.

Von 120 untersuchten Krebspatienten nahmen 118 seelische und körperliche Überforderungen als Risiko für ihre Gesundheit nicht ernst, bei den Gesunden waren es nur 23 von 120.
54 Krebspatienten fanden nach gescheiterten mitmenschlichen Beziehungen oder nach Trennungen Ablenkung und Trost in schonungsloser Arbeit, von den Gesunden dagegen nur fünf.
Meist forderten bei diesen Menschen schon die Eltern, daß sich das Kind streng an Normen orientiert, besonders an Normen der Leistung und Pflichterfüllung. So wird bereits dem Kind jeglicher in-

dividuelle Spielraum genommen, seine sozialen Bedürfnisse zu äußern. So werden die Krebskranken schon von Kindheit an auf das falsche Gleis gestellt. Sie arbeiten endlos, erreichen aber nie ihr Ziel: geliebt zu werden. Sie trauen ihren sozialen Aktivitäten nie Bedürfnisbefriedigung zu und versuchen vergebens, unangenehmen und überfordernden Situationen auszuweichen.
Die Verknüpfungen zwischen *Körper und Seele sind also untrennbar* — und man könnte umgekehrt auch sagen: Seelisch verursachte Körperkrankheiten gibt es in dem Sinn gar nicht, weil unsere seelischen Vorgänge ja immer auch körperliche Vorgänge sind.

Solange unser übermäßiges Besitz- und Geltungsstreben, unsere Aggressionen, unsere Hemmungen, unsere Versagensängste, maßlosen Ansprüche (ideeller und materieller Art) und unsere momentan kolossale Überschätzung der Sexualität nicht abgebaut werden, wird unser Glück wohl sehr bescheiden bleiben.

Zwischen Hemmung und Enthemmung liegt Mitte, Normalität, Gesundheit. Beide Extreme bringen großen seelischen Streß für sich und die eigene Umgebung. Bekanntlich kann man auf der Welt nicht alles haben: Man wird *unterscheiden und sich entscheiden* müssen!
Man wird auch lernen müssen, *sein eigenes Leben* zu leben. Viele Menschen leben heute ein »Leben aus zweiter Hand«: Wenn man in Illustrierten und Fernsehen zuviel sich mit dem Leben anderer Leute befaßt, wird man aber immer unglücklicher. Man wird seelisch in eine Scheinwelt gedrängt, wird frustriert und das eigene Leben verödet. Was hat es für das eigene Leben für eine Bedeutung zu wissen, mit wem Soraya momentan flirtet, was für eine Sorte Haferflocken Beckenbauer ißt, warum Heino zwei statt einen Hund hat? Hat man's nötig, sich am Klatsch und Tratsch anderer aufzuputschen oder abzureagieren? Was scheren uns die Banalitäten dieser Leute? Kümmern die sich um uns? Sollen wir nicht unser Leben leben und all denen ohne Neugierde das ihre lassen? *Das ist Seelen-Hygiene!*
Hier muß man allerdings sagen, daß *Aufklärung in der Schule begin-*

nen müßte. Es scheint mir fatal, daß beim Wort »Aufklärung« heute nur im Zusammenhang mit »sexuell« gedacht wird — und alles andere? Körpergesundheit, Vorbeugung, Seelenhygiene? Das Grundwissen fehlt — und nirgends haben selbst intelligente Menschen größere Lücken als auf dem Feld der Gesundheit.
Eine Priorität in der Schule muß werden: Gesundheitslehre!
Es ist für den Menschen von größerer Wichtigkeit, die Quellen seiner Krankheiten kennenzulernen, als die Quellen irgendwelcher Flüsse! (Das kann er auf Landkarten nachsehen!)
Man wird künftig in den Schulen eben auch die Grundsätze der psychischen Gesundheit lehren müssen. Hier zitiere ich ein geringfügig verändertes Schema von Hubert H. Scharl. Er fragt: *Was sind die Kennzeichen einer erwachsenen, seelisch gesunden Person?*, und er antwortet:

1. Der Gesunde ist fähig, zu lieben — in allen sozialen Rollen und besonders in der des Geschlechtspartners.
2. Die Fähigkeit zu arbeiten und in der Arbeit Befriedigung zu finden. Beim Durchschnittsmenschen liegen die Zielsetzungen innerhalb des Spielraums praktischer Verwirklichung — der »Kreative« dagegen wird im Rahmen seiner »schöpferischen Unzufriedenheit« seine Ziele immer etwas höher ansetzen, als sie sich verwirklichen lassen. Der seelisch Gesunde hat dabei eine scharfe, kluge Einsicht in die eigene Kraft und Schwäche.
3. Der Gesunde ist zur Selbstbehauptung fähig, ohne dabei kriminelle Mittel einsetzen zu müssen. Er kann anderen behilflich sein, aber auch Hilfe annehmen. Er ist gegebenenfalls auch stark genug, Hilfe auszuschlagen.
4. Der Gesunde ist fähig, Freundschaften zu schließen, wo es angebracht erscheint, aber auch fähig zu entschiedenem und bestimmtem Verhalten; er biedert sich nicht an.
5. Die Fähigkeit zur einsichtigen koordinierten Zwecksteuerung, und zwar in einem weiten Lebens- und Aktionsbereich.
6. Dem seelisch Gesunden ist es möglich, innere Konflikte durch Kompromißbildung und Wahlentscheidung zu lösen, er verfügt so über eine ausreichende Belastungsfähigkeit.
7. Sein Glaube, sein Denken, alle Werte, die ihm teuer sind, werden ihm zur positiven Motivation für das Leben.

Soweit Scharl.

Nun wird man mir entgegnen, daß es im Medienzeitalter (Überfütterung durch Zeitung, Kino, Fernsehen, Radio) an Aufklärung nicht fehle. Gewiß — nur die *Einseitigkeit* der Aufklärung ist grotesk. (Ich las unlängst ein Buch über Ernährung. Die Summe der Ratschläge des Autors war, Kaviar der »billigeren« Sorten, Marke »schwarzen und goldenen Malossol« als Eiweißquelle zu bevorzugen!)

Hüten Sie sich also vor den schrecklichen Vereinfachern, vor Menschen, die das Ei des Kolumbus anpreisen und Patentrezepte zur Hand haben — seien es Trimmfanatiker oder Diätapostel.

Fallen Sie nicht auf allzu simple Patentrezepte herein: Es gibt keines, das allein glücklich macht. Gesundheit ist aus tausend Faktoren zusammengesetzt: Nur mit Yoga, nur mit Obstessig, nur mit Akupunktur oder mit Ginsengtee allein ist sie nicht zu erwerben. *Gesundheit ist viel Arbeit (neben einer glücklichen Erbmasse, wie wir gehört haben), ist tägliche Disziplin, stündliche Aufmerksamkeit.* Jeder, der Ihnen Patentrezepte anpreist, sagt Ihnen vielleicht etwas Angenehmes, aber nichts Wahres. *Um Gesundheit muß man sich ein Leben lang kümmern.*

Seien Sie skeptisch auch gegenüber den »wissenschaftlichen« Anpreisungen. Nicht alles, was heute wissenschaftlich bewiesen ist, gilt morgen noch. Mehr gesunder Menschenverstand — wo ist der überhaupt hingekommen? Schöne wissenschaftliche Gutachten für Margarine und Zahnpasta kann man von Professoren *kaufen* — das ist alles menschlich — und Sie sind der Dumme, wenn Sie heute alles glauben, was in der Zeitung steht und im Fernsehen kommt. Mehr kritischen Verstand — das tut uns dringend not!

Selbstüberschätzung, übersteigerter Ehrgeiz, Machtgier, Eifersucht, Isolation und Frustration, sinnloser Wettbewerb, Abhängigkeit von allen Modetorheiten, Habenmüssen von sog. Statussymbolen: Das alles führt über kurz oder lang zur seelischen Disharmonie und damit zur Krankheit.

Der berühmte Tier-Verhaltensforscher Prof. Dr. Konrad Lorenz hat ein Büchlein über *Die acht Todsünden der zivilisierten Menschheit* geschrieben und im einzelnen angeführt:

1. *Die Überbevölkerung*, die neben dem bekannten (wenngleich nicht wahrgenommenen) Aspekt der Hungersnot noch zu einem anderen führt: Nämlich zum Verlust des sozialen Kontakts, der dauernd überfordert wird. Das Zusammengepferchtsein führe außerdem zur Erschöpfung, zur Versandung zwischenmenschlicher Beziehungen und zu Aggressionen.

2. *Die Verwüstung des Lebensraumes* durch den Irrglauben, die Natur sei unerschöpflich. Weltmeere werden zerstört, Tier-, Pflanzen- und Pilzarten ausgerottet und damit das empfindliche Gleichgewicht gestört.

3. *Den Wettlauf mit sich selbst*, die ständige Angst, überholt zu werden, Angst vor Verarmung, Angst vor falschen Entscheidungen, Angst, nicht »in« zu sein. Überbewertung des Geldes, der schnellen Autos und endlos so fort.

4. *Der Wärmetod des Gefühls:* Dem instinktiven Streben nach Lustgewinn sieht Lorenz Grenzen gesetzt, nämlich das Auftreten von Verweichlichung als Folge. Wer alles immer sofort und immer das Neueste haben muß, endet in schrecklicher Lustlosigkeit. Das Goethe-Wort »saure Wochen — frohe Feste« verliert seine Bedeutung, weil das Saure gemieden und Freude dadurch unmöglich wird. Höhen und Tiefen des Lebens werden nivelliert, Licht und Schatten ein eintöniges Grau.

5. *Der genetische Verfall* zeigt sich nach Lorenz in der fortschreitenden Infantilisierung und Jugendkriminalität. Es wird sich in den nächsten Jahrzehnten und Jahrhunderten zeigen, ob die Erbmasse der Menschheit zur negativen Auslese tendiert.

6. *Das Abreißen der Tradition*, das die wissenschaftlich aufgeklärte Jugend dazu verleitet, den ungeheuren Schatz von Wissen und Weisheit über Bord zu werfen, der in der Tradition jeder alten Kultur wie in den Lehren der großen Weltreligionen enthalten ist. Der Autor fürchtet, daß die jungen Menschen »die Eltern mit dem Bad ausschütten« — also daß die Jungen ähnliche Fehler heute mit den Alten machen, wie früher umgekehrt. Falsch war und ist beides: Blindheit auf beiden Seiten.

7. *Indoktrinierbarkeit:* Mit diesem Ausdruck meint Lorenz die eigen-

artige Tatsache, daß Menschen eine Meinung (Doktrin) aufstellen, der sich die Masse suggestiv unterwirft. Hitler wäre z. B. nicht möglich gewesen, wenn dieses Phänomen nicht existierte.

8. *Die Kernwaffen,* deren Bedrohungen psychologisch längst eine Weltuntergangsstimmung erzeugt und insofern viel zum allgemeinen Pessimismus beigetragen haben.

Soweit Lorenz.
Was heute auch vielen von uns mangelt, ist

Geborgenheit: Bei Menschen, die sie zu sehr erwarten, kann dies bisweilen zur Enttäuschung führen. Der letzte Bezug bleibt wohl der göttliche Urgrund. So könnte es gelingen, daß der Geläuterte durch das Finden seiner Geborgenheit in eben diesem göttlichen Urgrund fähig wird, seinen Mitmenschen jenes zu vermitteln, was er von ihnen nicht bekommen konnte.
Seelischer Mangelzustand durch versagte Anerkennung kann zur Existenzfrage werden — bis zur Selbstaufgabe führend: Morgenmüdigkeit — Schlaflosigkeit — Schlaftabletten — kein erquickender Schlaf — Abnahme der Leistungsfähigkeit — Niedergeschlagenheit — Selbstwertkrise — Überaktivität — Verkrampfung — Enthemmung — Depersonalisation: — ein Teufelskreis!

Schmerz, Müdigkeit und Angst: Ich glaube, daß diese drei Phänomene zusammengehören und eine zielgerichtete Trias (Dreiheit) bilden, so daß *Schmerz* die vegetative Abwehr einer *akuten* drohenden, *Müdigkeit* dieselbe vegetative Abwehr einer *chronisch* drohenden und *Angst* die vegetative Abwehr gegenüber einer in der *Zukunft* drohenden Gefahr darstellt.
Und überhaupt die *Angst:* Gemeint ist nicht die Furcht *vor* etwas *Bestimmtem,* sondern die Angst vor etwas, das man nicht definieren kann — man weiß also gar nicht, wovor. Solchen Ängsten liegen meist depressive Phasen zugrunde.
Verspannungen und Schmerzen des Rückens hängen oft mit *seelischen Verkrampfungen* zusammen: »Die Angst sitzt einem im Nakken« oder »Man hat zuviel auf dem Buckel« — seelische Überlastung kann wie ein Zentnersack drücken!
Übermüdung sieht man am Gesicht: Die Ausstrahlung geht zurück, die Augen sind glanzloser oder glänzen stärker (nervöser Glanz!),

die Haut ist fahler, stumpfer und erscheint faltiger, die Wangen sind etwas entleert und hohler, die Nasenflügel verlieren ihre Vibration, ihre Spannkraft, die Augenbewegung ist herabgesetzt, die Augen werden »kleiner«, die Pupille klein, das Haar struppig-stumpfer.
Anerkennung und Lob als entmüdende Faktoren! Wer sich anerkannt und geliebt fühlt, ist weniger müde!
In unserer Zeit erreicht man leichter den Mond als die Herzen!
Der ermüdete Mensch verfügt über keine Abwehrkräfte mehr. Er ist das geeignete Objekt für persönliche Versuchungen. Die Übermüdung hebt auch das moralische Unterscheidungsvermögen auf. Dem Müden verschwimmt nicht nur die äußere Welt vor Augen — auch seine Begriffe von Gut und Böse werden unklar. Er sieht sich außerstande, eindeutige Entscheidungen zu fällen. Man kann ihm kein klares Ja oder Nein abverlangen. So bewegt sich der Müde im Raum einer seltsamen Unverbindlichkeit, die ihn nicht schreckt, weil er sie gar nicht bemerkt.

Der Müde gerät nicht nur mit seinen religiösen, sondern auch mit seinen alltäglichen Pflichten in Rückstand. Sein Wille wird auf die Dauer geschwächt. Seine Fantasie erschlafft. Er vermag seine Berufung nicht mehr zu sehen. In dem großen Konflikt zwischen Berufung und Genuß schlägt er sich rasch auf die Seite des Genusses.

Die Zeit — die verlorene Zeit — ein Kampf zwischen uns und der Zeit hat angehoben, der kein Ende findet. Die Zeit wird zu unserer erklärten Feindin. Hier begegnen wir der Ermüdung in einer nachhaltigen und gefährlichen Form.
Die Resignation ist eine Schwester der Müdigkeit.
Unordnung entnervt, ermüdet. Zimmer und Arbeitsplatz aufräumen! Nie den nächsten Tag mit dem Aufräumen der Unordnung des Tages vorher beginnen.
Morgenmüdigkeit: Sie darf man nicht immer nur auf den niedrigen Blutdruck schieben; man prüfe, ob nicht eine Angst vor dem Tag mit seinen Pflichten, Aufgaben, Bürden da ist. *Morgenmüdigkeit tritt besonders dann auf, wenn man eine Spannung auch nachts nicht abbauen kann.*

Vorsicht: Wenn man etwas nicht tun will, hat man entweder keine Zeit, oder man ist müde!
Langsam, aber sicher wandelt schließlich die zunehmende vegetative Ermüdung den Gesunden im mittleren Drittel seines Lebens in den kranken Gesunden und diesen anschließend in den gesunden Kranken. Die meisten Menschen sind heute weder gesund noch krank — viele schleppen sich dahin, manche leben nicht, sondern vegetieren mit dem schweren Rucksack angestauter Müdigkeit.
Nur in der *Entspannung* — frei von Müdigkeit — ist der Mensch im Vollbesitz seiner körperlichen und seelischen Kräfte.

In der Entspannung
- **arbeitet das Gedächtnis zuverlässiger;**
- **fließt einem mehr unterbewußtes Gedankenmaterial zu;**
- **ist man ruhiger;**
- **geduldiger, auch im Zuhören;**
- **aufmerksamer;**
- **geht man mit seinen Worten sparsamer um, kann dafür mehr Gewicht und Bedeutung in den einzelnen Satz legen.**

Und das Wichtigste: In der Entspannung ermüdet man weniger schnell.

Entspannungstechnik in Anlehnung an das autogene Training:

- Zimmer abdunkeln, Lärmquellen möglichst ausschalten, beengende Kleidung öffnen;
- sich locker auf den Rücken legen — am besten flach auf den Boden (ganz kleines Kopfkissen evtl.);
- Beine neben- nicht übereinander, Fußspitzen locker nach außen fallen lassen;
- Arme locker neben den Körper legen;
- Augen weich schließen (Gefühl, daß die Oberlider schwer wie ein Vorhang herunterfallen);

- sich still sagen (vorstellen): »ich bin ganz ruhig« und ca. eine Minute immer wiederholen;
- dann: »die Arme sind ganz schwer«, eine Minute ungefähr;
- dann: »die Arme sind ganz warm«, eine Minute ungefähr;
- und schließlich: »die Atmung ist ganz ruhig« — man soll die Atmung gewissermaßen von innen betrachten, innerlich sehen bzw. fühlen, wie sich der Bauchraum ganz ohne Zwang füllt und leert;
- liegen bleiben und die Gedanken lassen, frei lassen, loslassen;
- man kann fünf Minuten, 10 Minuten oder länger liegen bleiben und wird, bei Ausdauer und Übung, die Schwere, Wärme und ruhigmachende Atmung erleben;
- man kann schließlich nach der Einstellung der Körper-Entspannung auch die Vorstellungskraft auf autosuggestive Formeln lenken: »ich bin gesund« oder »ich bin angstfrei« und viele positive Gedanken, so wie sie einem im Moment wichtig und notwendig erscheinen;
- man muß dann die Entspannung »zurücknehmen«, um wieder voll wach zu werden: Arme strecken, tief gähnen, Augen öffnen!

Am besten ist es natürlich, man macht einen Kurs für autogenes Training mit.
Freilich ist eine Methode wie z. B. das autogene Training nicht die einzige, sich zu entspannen. Viele schwören auf »ihre« Methode. Bedacht werden sollte trotzdem, ob es »zweckmäßig« ist, hier im Westen dem Yoga oder Zen-Buddhismus mit seiner Meditationslehre anzuhängen und zu vergessen, daß wir als Menschen, die wir *hier* eingeboren sind (in die Tradition der christlichen Lehre mit allen ihren Möglichkeiten), wahrscheinlich unser persönliches Glück leichter mit dem hier Vorhandenen finden werden. Die christlichen Kirchen bemühen sich zur Zeit auch, alte Formen mit neuem Inhalt zu füllen (s. katholische und evangelische Akademien).

Das traurige Kapitel: Ich habe keine Zeit!

Sagen Sie nicht, Sie hätten für Entmüdung und Entspannung keine Zeit:

die zeit die zeit nie zeit überhaupt gar keine zeit ganz wenig zeit selten zeit fast nie zeit kaum zeit immer weniger zeit für nichts mehr zeit ohne zeit keine freie zeit die zeit fehlt wirklich knapp an zeit schade leider keine zeit ständig in zeitnot die zeit die zeit die zeit ist um

(Das ist eine Burkhardt-Posterkarte Nr. 222, Kornbergstr. 20 B, 7000 Stuttgart.)

Nur wer nicht rechnen kann, behauptet, er hätte für die Gesundheit keine Zeit!

Lassen Sie sich nicht hetzen — aber hetzen Sie auch selbst niemanden.

Wenn Sie mit der Zeit nicht zurechtkommen:

1. Lernen Sie, nein zu sagen, gegenüber zu weitgespannten Interessen und Ansprüchen, die an Sie gestellt werden.
2. Stellen Sie die wichtigsten Dinge, die Sie tun müssen, auch an die erste Stelle.
3. Nehmen Sie sich besser gleich und sofort und jetzt die Zeit zur Erledigung der wichtigsten Arbeiten — Aufschieben bringt nichts.
4. Unterscheiden Sie zwischen dem Dringenden und dem Wichtigen. Machen Sie eventuell täglich eine Rangordnung für die Arbeiten.
5. Notieren Sie spätestens am Abend des Vortages, welche Arbeiten Sie am nächsten Tag erledigen müssen.

Entsagen Sie der Hetze durch den Leistungszwang: Berufsleistung, Freizeitleistung, Sexualleistung, Konsumleistung, Trainingsleistung ...

Arbeit ja, Leistung ja, Übersoll nein, Ehrgeiz nein.
Und: wer keine Zeit für die Gesundheit hat, der wird sie schließlich für die Krankheit haben müssen.
Übermüdet ist man, wenn man eher »fertig« ist als die Arbeit.
Sind Sie eher als Ihre Arbeit »fertig«?
Sich Zeit nehmen, ehe die Zeit zum Leben einem genommen wird!
Ich habe viele ältere Menschen in der Sprechstunde bedauern hören, daß sie nie Zeit gehabt hätten für dieses und jenes, was sie gern gemacht hätten ... dann war es irgendwann zu spät. Hören Sie auf, mit der abgedroschenen Formel »ich habe keine Zeit« zu hausieren. Das kann man allmählich nicht mehr hören.
Zeit haben zum Leben, wozu denn sonst?!
Dazu gehört allerdings *ein Maß an Planung, Voraussicht, Organisation.* Prüfen Sie, wie Sie sich systematisch ermüden: Heute besorgen Sie ein Paket Briefbögen, morgen stellen Sie fest, daß die Tinte zu Ende geht, übermorgen brauchen Sie Klebstoff und drei Tage später müssen Sie wieder ins Schreibwarengeschäft, obwohl seit langem ersichtlich war, daß das Packpapier fehlt (im Sport nennt man das »Timing« — ein bißchen Voraussehen, was jetzt auf einen zukommt!).
Alles sofort erledigen! Ordnen!
Aufschieben macht müde! (Man muß innerlich ständig an der Sache »schieben«!)
Dinge des nächsten Tages am Abend ordnen, nicht am anderen Morgen. Wenn man mit den Sachen des Vortages beginnen muß — wo soll die Freiheit für den Augenblick des Neuen bleiben?
Kleider, Schuhe: abends aufräumen; Geschirr spülen — möglichst den Tisch schon für den anderen Morgen decken, Taschen etc. bereitlegen. *Hetze am Morgen wird am Abend vorher vermieden!*
Natürlich: Gute Vorsätze allein nützen nichts. Nochmal Goethe: Nicht nur etwas erkennen — es wollen und *tun.*
Entweder man ist an *seiner Gesundheit ein Mitgestaltender oder ein Lei-*

dender: Man bekommt sie nicht geschenkt — nur wenige Menschen sind beneidenswert, weil sie scheinbar nichts für sich tun und trotzdem gesund sind.

Gesunde Lebensführung ist eine Ganzheitsbeschäftigung, d. h. man kann nur gesund bleiben, wenn man *auf die Dauer* für diese Gesundheit etwas tut.

Freilich hat der Mensch auch diese Art von Freiheit: Nämlich bei ständigem Handeln gegen die Regeln der Vernunft Frühinvalide zu werden.

Über das Schlafen

»Wer gut schläft, hat mehr vom Leben«

Die Wissenschaft unterscheidet zwei Schlaftypen: Die einen erreichen normalerweise ihre erste sogenannte »Tiefschlafphase« in der Zeit um 22 Uhr und haben drei, vier solche weitere Phasen bis gegen vier Uhr morgens. Sie erwachen zwischen 6 und 7 Uhr als muntere Menschen, im Volksmund »Lerchen« genannt. Im Gegensatz dazu die »Nachtigallen«. Sie bleiben gerne bis Mitternacht auf, ihre Tiefschlaf-Phasen liegen zwischen 2 und 6 Uhr morgens. Sie erwachen zwischen 8 und 9 Uhr.
Und schon kristallisiert sich eine mögliche Ursache für Schlafstörungen heraus: Wer seinen Rhythmus nicht berücksichtigt — nicht berücksichtigen kann (Beruf, Familie, Lebensumstände) — wird mindestens zeitweise zu den 12 Millionen Bundesbürgern zählen, die sich allnächtlich schlaflos im Bett wälzen. Ärztliche Statistiken belegen: Jeder 5. Deutsche klagt über Schlafstörungen, jeder 10. greift regelmäßig zur Schlaftablette.

Nachts laufen unsere Drüsen auf Hochtouren

Das Phänomen Schlaf kann die Wissenschaft bis heute nicht eindeutig und erschöpfend erklären. Professor Dr. Wolf Müller-Limmroth (Direktor des Instituts für Arbeitsphysiologie an der TU München) sagt zum Beispiel: »Der Mensch schläft nicht, weil er müde wird, sondern um sich vor Übermüdung zu schützen.«
Früher war man anderer Meinung. Da hieß es: Schlaf sei ein Umschalten des Organismus auf Sparflamme; er werde ausgelöst durch

a) ein Schlafhormon,
b) Anhäufung von Stoffwechselschlacken (Übermüdungsgiften),
c) Inaktivität der Hirnzellen.

Heute jedoch steht fest:
Schlaf ist eine aktive Phase des Lebens. Die nächtliche Tätigkeit des Gehirns und vieler Körperdrüsen übertrifft oft die des Tages.
Schlaf ist kein Verharren in einförmiger Bewußtlosigkeit, er verläuft in mehreren Phasen.
Schlaf ist bei allen Menschen regelmäßig von Träumen begleitet.
Schlaf ohne Träume oder von außen gestörter Traumablauf führt zu körperlichen und seelischen Beschwerden.

Das Schlafbedürfnis ist individuell völlig verschieden. Eine große Untersuchung ergab Schwankungen der Schlafdauer bei 30- bis 50jährigen zwischen 5 und 9½ Stunden, bei 50- bis 70jährigen zwischen 4 und 11 Stunden. Daraus läßt sich allenfalls ein *Mittelmaß* berechnen; *zwischen 6 und 8 Stunden für den gesunden Menschen.*
Aber wie gesagt, 12 Millionen Bundesbürger sind Schlafgestörte. Sie haben entweder Einschlafschwierigkeiten oder Durchschlafstörungen; sie weisen auf mögliche organische Leiden hin.
Rund 12 körperlich und seelisch bedingte *Ursachen für Schlafstörungen* bei sonst gesunden Menschen (ausgenommen also Hirnschäden, altersbedingte Arterienverkalkung, schwere Erkrankungen innerer Organe) sind bisher bekannt:

1. Zu niedriger oder zu hoher Blutdruck;
2. Herz- und Kreislaufschwächen;
3. Labilität des Nervensystems;
4. Schilddrüsenüber- und unterfunktion;
5. Leichte oder chronische Entzündungen der Atemwege;
6. Unentdeckte Zwerchfellhernie (Bruch);
7. Unentdecktes Zwölffingerdarmgeschwür;
8. Falsche Einstellung zum Schlaf (krampfhaft erwünscht oder unerwünscht);
9. Falsche Einteilung des Tages;
10. Störende Erwartungen und Konflikte;
11. Einwirkung von Geräuschen, Licht, Temperatur;
12. Einwirkungen von Bett und Schlafraum.

Entsprechend dieser Liste sollten Sie sich einmal selber beobachten. Wenn Sie dann glauben, Ihre Nachtruhe sei möglicherweise durch den Blutdruck, durch Mängel an Herz und Kreislauf, fehlerhafte Drüsenfunktion oder sonstige körperliche Beschwerden beeinträchtigt, sollten Sie zu einem Arzt oder Heilpraktiker gehen.

Manche haben Angst vor der Nacht

Wer das Einschlafen durch wiederholte Befehle an sich selber erzwingen will, handelt bereits gegen die ungeschriebenen Gesetze des Schlafs.
Hierzu schreibt Professor Dr. Langen (Klinik und Poliklinik für Psychotherapie der Universität Mainz): »Viele Schlafgestörte fordern (von sich selber) einen nahtlosen Übergang vom Tag zur Nacht. Ihnen fehlt der Feierabend. Sie müssen lernen, den Tag ... zu beschließen und ihm einen Feierabend anhängen, der mit Liebhabereien und beruhigend wirkenden Beschäftigungen ausgefüllt sein soll.« Was also unter Umständen bedeutet, daß Sie zur Feierabendgestaltung nicht gerade einen aufregenden Fernsehkrimi oder Horror-Film ansehen sollten.
Problematisch wird das Einschlafen auch für diejenigen, die sich vor der Nacht fürchten. Sie haben Angst, nicht voll »da«, hilflos und ohnmächtig ihren Träumen (oder ihrem schlechten Gewissen) ausgeliefert zu sein. Der Heilbronner Arzt und Schlaftherapeut, Dr. Werner Blunck, beschreibt diese sogenannte psychogene Schlafstörung: »Sie tritt bei Kindern mit Schulängsten und uneingestandenen Lügen auf. Junge Menschen mit sexuellen Bedürfnissen, Liebeskummer und Schuldgefühlen leiden darunter. Aber auch berufliche Konkurrenz, Störungen im ehelichen Zusammenleben, Spannungen mit der Umwelt rauben den Schlaf.«
Wenn Sie weder seelisch noch gedanklich gegen ihren Schlaf »sündigen« und trotzdem über Störungen zu klagen haben — vielleicht ist Ihr Schlafzimmer schuld oder Ihr Bett.
Folgende Forderungen erheben die Schlafhygieniker, jene Fachleute, die sich mit den äußeren Einflüssen auf den Schlaf befassen:

1. Ein *mittelhartes Bett* ist dem weichen, durchhängenden Schlaflager vorzuziehen. Der Schlafende kann sich frei bewegen, wird nicht durch die »Bettkuhle« festgehalten. *Keinen Federrahmen!*

2. Kopfkeil sowie hochgetürmte Kopfkissen sind abzulehnen. Vorteilhafter für freie Atmung und entspannte Lage ist die sogenannte *Nackenrolle.*
3. *Leichte Decken aus Wolle* oder *Steppdecken mit Daunenfüllung* sollten endlich Großmutters schweres Federbett ablösen.
4. Möglichst *gute Abdunkelung sowie Isolierung gegen Schall* durch Fensterläden, Rollos oder Vorhänge.
5. Die beste *Temperatur im Schlafzimmer: zwischen 14 und 16 Grad bei 50 Prozent Luftfeuchtigkeit.*
6. Für *zwei Personen mindestens 20 Quadratmeter Schlafraum.*

Diese letzte Forderung übt Kritik an den in üblichen Miethäusern viel zu kleinen Schlafzimmern.

Schlafmittel sind ein besonderes Kapitel

Sie werden viel zu schnell, zu oft verschrieben und zu lange genommen. Auf einem Fachkongreß, der den Schlafstörungen gewidmet war, erklärte Oberarzt Dr. Klaus (Pharmakologisches Institut an der Universität Mainz): »Für die praktische Anwendung schlaffördernder Medikamente ist die Art der zu befürchtenden Nebenwirkungen oft entscheidender als der erwünschte Wirkungsgrad. Arzt und Laie sollten nicht gleich bei jeder schlaflosen Minute mit dem medikamentösen Holzhammer zuleibe rücken.«
Mit Nebenwirkungen meinte Dr. Klaus sowohl die Gefahr der Gewöhnung bis hin zu Sucht, als aber auch die *Belastung von Leber, Nieren* und anderen inneren Organen durch die oft schwer im Stoffwechsel abzubauenden Chemikalien.
Manche schwören ja immer noch auf das alte Rezept mit dem »Schäfchenzählen«.
Es hilft nicht jedem; im Gegenteil: es führt zur Verwirrung, statt zum Einschlafen. Wie es etwa einem Geschäftsmann geschah, als er den Rat seines Hausarztes — eben dieses alte Rezept zu versuchen — befolgte. Er kam am nächsten Tag in die Praxis dieses Arztes und erzählte: »Erst ging's ja noch, das Zählen. Aber als ich etwa hundert Schafe zusammen hatte, überlegte ich mir, was wohl die Wolle ein-

bringen werde, dachte an den Lohn für den Schäfer, die Unkosten fürs Scheren, für den Transport der Wolle, rechnete mir Lieferbedingungen und Zahlungsfristen aus. Dann fiel mir auch noch ein: Um Himmels willen, was wird aus dem Geschäft, wenn die Maul- und Klauenseuche ausbricht? Geschlafen jedenfalls habe ich keine Stunde.«

Trotz bleierner Müdigkeit kann man nicht einschlafen

Trotzdem liegen bleiben, ruhig bleiben, entspannen (und evtl. autogenes Training: Schwere, Wärmegefühl und ruhige Atmung herstellen) — nicht aufstehen: Es findet ja auch im Ruhen (nicht nur im Schlafen) eine Regeneration und Erholung statt. Gerade dies sich immer wieder vor Augen führen!
Keine Panikstimmung!
1 Tasse Melissentee mit 1 Teelöffel Baldriantinktur ½ Stunde vor dem Schlafen: Der Versuch lohnt.
Und nochmal:
Wirklich genau prüfen, ob man nicht doch besser fährt, wenn man früh zu Bett geht. Es gibt viele Stimmen, die betonen, daß *der Schlaf vor Mitternacht doppelt zählt!*
Sich weitgehend dem Sonnenrhythmus anpassen, sich nicht allzusehr einreden, man wäre ein Nachtmensch: Gewohnheit macht auch hier sehr viel aus!
Und von einem italienischen Arzt weiß ich ein recht banales Rezept: Vielen seiner Patienten, die nicht schlafen können, *rät er einfach, früh aufzustehen und zu arbeiten*. Nach ein-, zwei Tagen sind sie so müde, daß sie die dritte Nacht mit Sicherheit gut schlafen. Und zu guter Letzt: *Im Winter braucht man ein bißchen mehr Schlaf*.
Tatsache ist, daß die meisten Menschen zuwenig schlafen oder ihren Schlaf falsch verteilen.
Und die schwersten Störungen, die der menschliche Organismus im Laufe seines Lebens erleidet, entstehen dadurch, daß die Abnützungen des Organismus durch mangelnden Schlaf nicht ausgeglichen werden. Der Mensch sollte — wie der Arzt Ludwig Schleich sagt — *die Hälfte seines Lebens ohne Bedauern damit zubringen,*

daß er schläft, und er würde die andere Hälfte seines Daseins um so genußreicher erleben. Amerikanische und russische Forscher meinen sogar, daß der Mensch sein Leben um 30—40 Jahre verlängern könnte, wenn er dauernd genügend Schlaf und *von Zeit zu Zeit zusätzlich noch einen Schlaftag oder gar ein Schlafwochenende einführen* würde.

Wetter und Wohlbefinden

Was hat es mit dem Wetter auf sich?
Welches Klima ist gut verträglich?

Hier teilen sich die Menschen geradezu in zwei Gruppen: In die wetterfühligen und die anderen, die meinen, das mit dem Wetter wäre alles Einbildung ...

Wer hat recht? Die ersteren haben recht — das Wetter und das Klima haben einen großen Einfluß auf Gesundheit und Wohlbefinden — und glücklich diejenigen, die so stabil sind, daß sie wenig davon spüren!

Temperatur, Luftdruck, Luftfeuchtigkeit, Schwankungen des elektrischen Spannungspotentials (Gewitter!), Magnetfeldverhältnisse, Ozon- und Ionengehalt der Luft: Das alles sind entscheidende Faktoren, die auf den menschlichen Körper einen Einfluß nehmen. *Der Sensible, der Kranke und der Herdbelastete spüren diese Faktoren mehr oder weniger stark.*

Zunächst können wir *drei Klima-Zonen* registrieren:

1. *Das Schonklima:* Hier handelt es sich um trockenes Hochdruckwetter mit mäßiger Luftfeuchtigkeit und wenig starker Luftbewegung, keine allzu extremen Temperaturen. Hier fühlt sich der Mensch, auch der Kranke, das ganze Jahr über gleich wohl.

2. *Das Reizklima:* Hier ist die Luft kräftig bewegt, vor allem an der Meeresküste, und die Temperaturen wechseln schnell und stark, vor allem in den Bergen. Für Gesunde ist es erträglich, kreislaufschwache und blutarme Menschen nimmt es ebenso wie erkältungsanfällige zwar »mit«, im Ganzen gesehen werden sie aber gekräftigt. So werden vor allem Kinder, die sich nicht recht entwickeln wollen, ans Meer geschickt, Nordsee, Ostsee, aber auch Mittelmeer. Nervösen und labilen Naturen allerdings »setzt« dieses Klima zu, und Menschen mit Schilddrüsenüberfunktionen vertragen die jodreiche Meeresluft oft schlecht.

3. *Das Belastungsklima:* Wir haben hier hohe Luftfeuchtigkeit und stehende Luft. Im Sommer ist das Wetter schwül und stickig, im

Winter feuchtkalt und nieselig. Das ist für Herz- und Kreislaufkranke sowie für Bronchitiker und Asthmatiker eine Last. Auch bildet sich bei zu wenig Luftbewegung leicht der gefürchtete Smog.

Mit welchem Bioklima hat man nun in den *einzelnen Teilen Deutschlands* zu rechnen? Hier eine skizzenartige Übersicht:
Küstenregion: Bei rauhem, aber durchaus bekömmlichem *Reizklima* wird ständig jodhaltige Frischluft zugeführt. Kropfkranke kommen nicht vor, Schilddrüsenüberfunktionen verschlechtern sich. Die Sonne scheint häufig, ohne daß es zu heiß wird. Im Winter verhindert die Meeresnähe stärkere Fröste. Die feuchte Kälte ist allerdings für Menschen älteren Jahrgangs, die »es auf der Brust haben«, eine Belastung.
Norddeutsche Tiefebene: Das milde *Schonklima* wird allgemein gut vertragen. Im Winter ist es allerdings etwas feuchtkalt, was eben von Menschen mit empfindlichen Atmungsorganen nicht so geliebt wird.
Mittelgebirgsrand: Besonders im Westen dieses Gebietes, gebildet durch Kölner Bucht und Rhein-Ruhr-Becken, herrscht unangenehmes *Belastungsklima.* Es ist häufig schwül-warm. Die stehende Luft hält auch Industrie- und Autoabgase fest.
Mittelgebirge: Unterschiedliche Witterungsverhältnisse sind hier anzutreffen. In den Hochlagen herrscht allgemein gut verträgliches *Reizklima.* In halber Hanghöhe dominiert eine sanfte *Schonzone.* Nur in den tief eingeschnittenen Tälern ist das Wetter *belastend.*
Rhein-Main-Becken: Hier herrscht das *Belastungsklima* vor. Eine gewisse feucht-schwüle Treibhausluft im Sommer setzt den Menschen zu, und in dem Gebiet zwischen Karlsruhe, Mainz und Frankfurt steht die Luft oft wie eine Glocke und hält die Industrieabgase fest.
Südostdeutschland: Vom Atlantik kommende Tiefs — die das Wohlbefinden beeinträchtigen — werden durch die Mittelgebirgskette (Schwarzwald, Odenwald, Spessart, Rhön) weitgehend abgehalten. Das Wetter wird folglich vorwiegend vom Osten her bestimmt, es ist überwiegend ruhiges, bekömmliches *Hochdruckwetter. Belastende Schwüle* herrscht nur in einigen Flußniederungen (Neckar, Donautal von Ingolstadt).

Alpenregion: Im Voralpengebiet beschert der Föhn zwar ein Bilderbuchwetter, es ist aber von Herz-Kreislaufkranken gefürchtet. In den Bergen ist *Reizklima*.
Berlin: Die »Berliner Luft« ist wirklich so gut, wie es im Schlager besungen wird! Man kann von einem nahezu *idealen Klima* reden: Die Temperaturen sind nicht zu hoch und nicht zu tief, die Luft ist nicht zu trocken und nicht zu feucht!

Nun kann zwar nicht jeder umziehen, der das Klima nicht verträgt. Wichtig ist für den Wetterfühligen, daß er herdfrei ist — siehe dieses Kapitel. Und wer das Klima »aushalten« muß, möge immer wieder bedenken, daß ein Belastungsfaktor ihn kaum umwerfen wird, wenn er nur bereit ist, eine Reihe von anderen auszuschalten. Erst die Summe der Belastungen macht krank!

Über gesundes Wohnen

Man spricht heute schon von *Baubiologie:* Daß Menschen durch die Wohnumwelt krank, neurotisch und sogar kriminell werden können, hat man erkannt, nachdem in engen Satellitenstädten mit ihrem Beton-Hochhaus-Charakter das Zusammenleben sich als schwierig erwies. (Der Wiener Maler und Sänger Arik Brauer besingt sie als »Hühnerställe«.)
In einigen Punkten sollen Mindestforderungen für *gesundes Bauen* genannt werden:

1. Der *Bauplatz soll geologisch ungestört* sein, d. h. ein zuverlässiger Wünschelrutengänger muß vorher feststellen, ob keine ungünstige *Erdstrahleneinwirkung* vorliegt. Ein geologisches Reizfeld kann eine unterirdische *Wasserader oder eine Erdverwerfung* sein. Der Bauplatz soll *von Lärmquellen entfernt* und in einer *durchgrünten Siedlung* sein (und nicht in einer Betonwüste). An *Spiel- und Auslaufmöglichkeiten für Kinder* denken! Kinder brauchen *Spielplätze am Haus und eventuell im Hinterhof* — statt Garagen und Autoabstellplätzen.

2. Die *Baustoffe sollen natürlich sein (z. B. Ziegel und Holz), atmungsaktiv,* ohne Schwitzwasserbildung, die Luftfeuchtigkeit regulierend, elektrisch neutral, keine statische Aufladung, durchlässig für das natürliche luftelektrische Feld, ohne bedenkliche Radioaktivität, geruchsneutral, ohne giftige Ausdunstung, in jeder Form umweltfreundlich.
Der Arzt Dr. H. Palm spricht in seinem Buch *Das gesunde Haus — unser nächster Umweltschutz* von der *Betonkrankheit: Stahlbeton schafft einen Faraday'schen Käfig,* d. h. man ist wie auch im Auto in einem *Nullfeld.* Wörtlich: »In ihm wird das Leben genullt, wie Tausende von Untersuchungen ergaben. Die Vitalität von Lebewesen im Nullfeld sinkt schon in der ersten Generation auf ca. 50 Prozent ab. Chronisch müde wird der Mensch und leistungsschwach.«

3. Die *Bauweise* soll den Baustoffen entsprechend *gute Schall- und*

Wärme- sowie Feuchtigkeitsisolierung haben, vielgestaltig, familiengerecht, *den Garten, das Grün einbezogen,* der geordneten Siedlungsstruktur und der großräumigen Landschaft eingegliedert sein.

4. Die *Haustechnik* soll frei von gesundheitsschädlichen *Wechselstromfeldern und Magnetfeldern* bleiben. Einem gesunden Raumklima sollte die Technik untergeordnet werden.
Dr. Palm spricht von den »Chemiekrankheiten« des Hauses: Bestimmte Plastikstoffe, Weichmacher, Farben, Lacke, Verkleidungen, *Kunststoffböden* und sogar Lampenschirme können *abdunstend* giftig sein.
Den »*Elektrokrankheiten*« muß ebenfalls strenge Aufmerksamkeit zukommen: Eine Leselampe über dem Kopf des Schläfers, eine unter Spannung stehende elektrische Leitung in der Wand am Kopfende oder seitlich am Bett, Fernsehapparat und Radio in der Nähe, ein Boiler und eine Kühltruhe hinter der Schlafzimmerwand im angrenzenden Raum können allnächtlich schwere Schlafstörungen, Kopfschmerzen, nervöse Überreiztheit und »zerschlagenes« Aufwachen verursachen. Kinder werden unter diesen »Spannungen« konzentrations- und lernschwach, aggressiv.
Schließlich muß noch bedacht werden, worauf auch Prof. Konrad Lorenz hinweist: *Es erzeugt Aggressionen, wenn man zu eng aufeinanderlebt.* Lassen es die Verhältnisse zu, achte man darauf, *daß jeder seinen Raum, seinen Platz hat.* Man respektiere das auch beim anderen und dringe nicht zu häufig und unnötig in seine Sphäre ein.
Enges Zusammenleben kann Streß bedeuten!

Über gesunde Kleidung

Gesund sind Stoffe aus Baumwolle, tierische Wolle und Seide. Kunststoffe verschlechtern die Hautatmung, machen eine ungünstige elektrische Aufladung, isolieren den gesamten Körper gegenüber den Strahlungen der Umwelt.

In der letzten Zeit lieben besonders die jungen Menschen wieder die *Baumwolle:* Ein Nylonhemd oder eine Perlonbluse gelten nicht mehr als schick.

Kunstfaserstoffe nie direkt auf die Haut (als Unterwäsche z. B.), höchstens noch als ein Gemisch für Anzug oder Mantel — immer aber auf *möglichst hohen Wollanteil* achten.

Kleidung muß variabel sein: Sie muß Schwitzen und Frieren verhindern. Besonders der Unterleib soll warm sein — manche Mädchen und Frauen opfern hier ihre Gesundheit häufig der Eitelkeit (um 20 Jahre später mit drei Unterhemden und -hosen in der Sprechstunde zu erscheinen! Manche meiner Kollegen haben eigene Aus- und Anziehkabinen — weil sie im Sprechzimmer einfach nicht so lange warten können, bis diese Prozedur bei älteren Menschen abgelaufen ist. So kann man von einem Extrem ins andere fallen — statt gleich ein Maß zu finden!).

Manchmal hat die Mode außer Torheiten auch ihre gute Seite: Bibbernde Mädchen und Frauen mit blaugefrorenen Beinen sind im Hosenzeitalter von den Straßen verschwunden. Frauenärzte führen übrigens den Anteil an Unterleibserkrankungen (Eierstocks- und Eileiterentzündungen, Ausfluß z. B.) bis zu 50 Prozent auf ständige Auskühlungen zurück. *Kranksein ist nicht schick!*

Bei den *dicken Schuhsohlen* der letzten Jahre (Plateausohlen) gab es einen Vorteil: *Man steht über der Kälte und Nässe* — das ist auch wichtig für alle, die auf *Beton- oder Pflasterböden* den ganzen Tag stehen müssen. Und bei Regenweter bekommt man keine nassen Füße ...

Schönheit und Gesundheit

Beides verträgt sich gut miteinander — oft sind sie natürliche Freunde.

Wenn Sie schön sein wollen, sollten Sie:
- **nicht rauchen (Hautblutgefäße = Kapillaren verengen sich!);**
- **kein Übergewicht haben (macht Haut faltig!);**
- **einen intakten Darm haben (Hautunreinheiten!);**
- **nicht verbiestert in Ihrer seelischen Situation sein (Ärger macht Falten, fahl und grau);**
- **viel schlafen (macht frisch und strafft die Haut);**
- **viel an der frischen Luft sein (durchblutet die Haut).**

Mannequins, Fotomodelle, Schauspieler wissen, daß dies mehr hilft als die teuersten Salben, Cremes (auch Hormoncremes) und auch all das teure und im Grunde überflüssige Zeug der kosmetischen Industrie. (Vorsicht auch mit Intim-Sprays, Desodoranzien und Haarfärbemitteln!) *Wasser, Sonne, Luft und eine Hautbürste vermögen mehr.*

Und nochmal: Ausgeruht und guter Laune sieht man 10 Jahre jünger, strahlender aus!

Mit der Sonne allerdings nicht zu großzügig sein: Nicht nur, daß in letzter Zeit in Zusammenhang mit Hautkrebs vor dem »Dauergrillen« gewarnt wird — Sonne im Übermaß trocknet die Haut zu sehr aus, gerbt sie und macht sie ledrig-faltig. Maß halten!
Nicht sparen braucht man mit *kaltem Wasser* und *pflanzlichen Hautölen:* Davon kann die Haut nur profitieren.

Als *Grundrezept* täglich:

Luftbad — Atemübungen
Gymnastik — Trockenbürsten oder Sonnenbestrahlung
Ganzwaschung — leichte Selbstmassage mit Hautöl

Tips eines Masseurs

Mein Freund Gerhard Vogelgesang, Masseur, Physiotherapeut und Heilpraktiker in Bordighera (italienische Riviera) hat auf meine Bitte einen äußerst kompetenten Beitrag geliefert. Hier ist er: *Was ein Masseur zur Körperpflege sagt.*

Oder: *Vergessene Punkte unserer Körperpflege.*

Die Pflege des Körpers scheint so leicht, wenn man sich unter eine Dusche stellt oder in eine Badewanne legen kann. Dazu bringen uns Gesundheitsbücher, Lexika, Schönheitsfibeln und Zeitschriften ständig Hygiene — Grundgesetze und Ratschläge zur Pflege. Und doch habe ich in langjähriger Tätigkeit als Bademeister und Masseur festgestellt, daß einige Stellen an unserem Körper von fast allen vernachlässigt werden. Wahrscheinlich deshalb, weil diese Stellen nur mit einem Spiegel genau kontrolliert werden können.

So zuerst *der Nabel,* wenn er in einer Vertiefung liegt, wie es sich gehört. Der Schmutz, der sich dort ansammelt, ist selbst im Wannenbad nicht zu lösen. Kontrollieren Sie sich mit einem Vergrößerungsspiegel, denn der Einblick durch Kopfbeugen reicht nicht aus. Nehmen Sie dann ein Hautöl, träufeln Sie es im Liegen in die Nabelgrube und reiben Sie nach einigen Augenblicken — mit einem Tuch oder Wattebausch — den Schmutz heraus. Oft ist es mit einem Mal nicht getan, wiederholen Sie also den Vorgang oder wärmen Sie das Öl in einem Wasserbad an, damit es noch hautfreundlicher wird.

Drei Punkte, an denen die Haut leicht verhornt.

Heben Sie vor dem Spiegel beide Arme, die Hände am Hals. Betrachten Sie nun die *Spitzen ihrer Ellenbogen*. Ist die Haut nicht weich, sondern verhärtet, müssen Sie je nach Fall mit Abrador, einem Bimsstein oder einem Spezialmittel aus der Drogerie die Stelle langsam abschleifen. Gewöhnen Sie sich an, die Ellenbogen mit abzuseifen und nach dem Händewaschen mit der gleichen Creme, mit der Sie ihre Hände pflegen, einzureiben.

Das gleiche gilt nun auch für die *Ferse und das Knie.*

Zwei weitere wichtige Punkte, die Sie mit dem Spiegel anschauen sollten, sind *bei Frauen die Innenseite der Oberschenkel und bei allen die Gesäßfalte.* Legen Sie dazu einen Spiegel auf den Boden und setzen

Sie sich in der Hocke darüber. Eventuell müssen Sie einen zweiten Spiegel zu Hilfe nehmen. Achten Sie nun darauf, ob sich an der Haut Verfärbungen zeigen. Sie entstehen durch Ausscheidungsgifte bei mangelnder Sauberkeit. Der Grund ist das durch Prüderie in Deutschland fehlende Bidet, das man auch heute noch für eine Art Pillenersatz hält. Es dient jedoch vielmehr zur Reinigung nach unseren großen und kleinen Geschäften. Nur so können Sie Verfärbungen an der Intimhaut vorbeugen. Zudem ist das Bidet ein großes Hilfsmittel bei Hämorrhoiden. Der Mann sollte — nach einem vulgären Spruch — den letzten Tropfen nicht in die Hose gehen lassen, sondern mit einem WC-Papier absaugen. Die verfärbte Unterwäsche bestätigt, daß dies meistens nicht geschieht, und die neue bunte Unterwäsche hat sich wohl deshalb so schnell durchgesetzt.

Viele Frauen zerstören ihre Haut — und damit ihre Schönheit — *durch ausgedehnte Sonnenbäder.* Sonnen wurde in den zwanziger Jahren propagiert, da damals rachitische Erkrankungen durch sonnenlose Hinterhöfe häufig waren (die Sonne ist ein Vitamin-D-Spender). Für junge Menschen bleibt dieser Rat richtig. Doch ein gesunder, erwachsener Mensch sollte seine Haut nicht zuviel der Sonne aussetzen. Machen Sie nun aber im sonnigen Süden Ferien, dann rate ich zur folgenden Einölmassage:

Im Schatten den Körper mit sehr viel Öl einreiben. Danach mit einem gewöhnlichen Haarkamm oder Massagehandschuh die Haut massieren.

Nun mit einem Frotteehandtuch oder Handwaschlappen das Öl wieder abreiben.

Schmutzspuren an diesem Frotteehandtuch oder schuppende Haut zeigen ihnen an, daß Sie den Vorgang wiederholen müssen. Nehmen Sie also erneut Öl und reiben Sie so lange, bis die Haut überall glatt und sauber, ja samtig ist. Die Innenseite der Oberarme, die Schienbeine und die Schulterpartien sind hier besonders zu beachten.

Zur Körperpflege gehört auch unsere Haltung. Es ist nicht gleichgültig, *wie wir sitzen, stehen oder gehen.*

Menschen, die zu einem Rundrücken oder Hohlkreuz neigen, sollten diese Haltungsfehler durch eine *gezielte Atemgymnastik* ausgleichen. Da unsere Rippen durch die Atmung bis ins Alter beweglich bleiben, ist eine Korrektur in jedem Lebensjahrzehnt möglich.

Die Beweglichkeit der Wirbelsäule gehört zum Jungbleiben wie die gepflegte Haut.
Noch ein Hinweis für Frauen, die Stauungen an den Fesseln haben. Legen Sie während der Nacht einen Unterschenkelwickel nach Kneipp an und lernen Sie den Kopfstand. Leicht und sicher können Sie auch mit der ERVA-Trainingsliege in den Kopfstand kommen.
Konsequente Anwendungen ist bei all diesen Ratschlägen notwendig, sofern ein Erfolg erreicht werden will.

Eine Kneipp-Kur zu Hause

Viele haben schon eine Kneipp-Kur in Bad Wörishofen oder anderswo gemacht, erfuhren 4 oder 6 Wochen lang den Nutzen und die Heilkraft des warmen und kalten Wassers.
Aber mit einer Kur alle paar Jahre ist es selten getan:

Vorbeugen ist besser als heilen —

und deshalb gehört zum täglichen Gesundheitsprogramm auch die Kneippsche Wasserheilkunde. In 7 Punkten wird dargelegt, wie ein kleines Programm in jedem Haushalt ohne großen Aufwand durchgeführt werden kann.

1. Beginnen wir *morgens aus dem warmen Bett heraus* mit einer *kalten Waschung*. Empfindlichere können mit einer Unterkörperwaschung (rechtes Bein, linkes Bein, Kreuz, Bauch) oder Oberkörperwaschung (rechter Arm, linker Arm, Brust, Rücken) anfangen, vielleicht eine Woche lang, und dann zur *Ganzwaschung* übergehen. *Wichtig ist, daß man in einer halben bis ganzen Minute fertig ist und entweder sofort wieder ins warme Bett zurückgeht oder sich warm ankleidet und durch Bewegung erwärmt.* Die kühlen Waschungen wurden von Pfarrer Kneipp als vorzügliches Mittel zur Abhärtung bezeichnet. Man muß sie aber mindestens drei Wochen lang täglich durchführen. Für Frierer, katarrhempfindliche und kreislaufschwache Menschen ein einfaches und gutes Gesundheitsmittel; mit Waschlappen und einer Schüssel durchführbar.

2. Ein *Kreislauftraining* ersten Ranges ist am Morgen neben dem *Trockenbürsten* das *Wechselduschen oder -brausen.* Hierzu braucht man dann aber schon eine Dusche mit heißem und kaltem Wasser. Grundsätzlich wird *gut warm bzw. heiß begonnen — rechtes Bein, linkes Bein, rechter Arm, linker Arm* (immer »herzfern«) und dann am besten von den Schultern her den ganzen Körper (Kopf nicht). Falsch ist es, den Brausestrahl auf den Nacken zu lassen, also direkt auf die Wirbelsäule mit ihrem Nervengeflecht, sondern grundsätzlich daneben. *Ist der Körper gut durchgewärmt, dann*

kalt oder, wer sich davor scheut, *kühl temperiert* duschen. Reihenfolge wie vorher: *Tief durchatmen.*
Da kann nichts passieren — es sei denn, man hätte schon ein total verkalktes Gefäßsystem. *Sekundenlang nur duschen.* Mit diesem einmaligen Wechsel kann man die Prozedur beenden — aber es ist von verstärkter Wirkung, wenn man darauf nochmals warm-kalt gibt. *Grundsatz bei allen Wechselanwendungen: Mit warm beginnen, mit kalt enden.* Abfrottieren, etwas Bewegung.

3. Als eine *herzerfrischende* kleine *Erfrischung:* Gegen 11 Uhr vormittags ungefähr empfiehlt Kneipp *das kurze, kalte Armbad.* Jedes Waschbecken ist zur Durchführung geeignet. Vollaufen lassen, so kalt als möglich, Ärmel hochstreifen, langsam bis Mitte Oberarm eintauchen und dreimal tief ein- und ausatmen. Arme herausnehmen, abstreifen, außer den Händen nichts abtrocknen, mit Ärmel bedecken und mit leichter Armgymnastik für sofortige Wiedererwärmung sorgen. Wirkt erfrischend, herzstärkend, blutableitend vom Kopf. Aber nicht unmittelbar vor oder nach dem Mittagessen machen und nur mit warmen Händen. Das geht auch während der Bürostunden schnell auf der Toilette — es fördert die Konzentration.

4. Manche ältere Menschen, die mit dem Magen oder dem Leber-Galle-System Schwierigkeiten haben, täten gut daran, sich nach dem Mittagessen mit einer *feuchtheißen Kompresse auf das entsprechende Verdauungsorgan* hinzulegen. Man benötigt ein Frottiertuch und kochendes Wasser, faltet das Handtuch schmal und lang, taucht es ein, windet es gründlich aus und legt es, so warm wie möglich (wie verträglich) auf. Wenn man's mit einem Gummi- oder Plastiktuch abdeckt, hält die Kompresse 20—30 Minuten gut ihre Wärme. Die verdauungsfördernde und schmerzstillende Wirkung dieser einfachen Anwendung ist immer wieder erstaunlich. Man kann sie beliebig wiederholen.

5. Am Nachmittag zwischen 3 und 5 Uhr ist die beste Zeit für ein *Wechselarm- oder Wechselfußbad.* Der berufstätige Mensch kann es machen, sobald er zu Hause ist; bis zum Abendessen sollte dann allerdings noch eine halbe Stunde Abstand sein. — Die Anschaffung zweier Arm- oder Fußbadewannen (Wasser muß bis unter die Kniekehle gehen — korrekter müßte es also Unterschenkel-

bad heißen) aus Plastik lohnt also wirklich. Ob man sich für ein Wechselarm- oder -fußbad entscheidet, hängt mit dem Befinden zusammen: *Armbäder* sind bei allen Herzkrankheiten organischer oder nervöser Form angebracht, Asthma, Bronchitis, Durchblutungsstörungen der Arme (»Einschlafen«, Kribbeln) oder auch Rheuma der Hände, Finger.

Wechselfußbäder kann man machen bei Durchblutungsstörungen der Beine, ständig kalten Füßen, Blasen- und Nierenbeschwerden, Unterleibsbeschwerden (nach Rücksprache mit dem Arzt oder Heilpraktiker) und überhaupt zur Ableitung von Blutandrang zum Kopf und zur generellen Kreislaufverbesserung. *Die Durchführung ist relativ einfach:* Eine Wanne wird mit kaltem Wasser gefüllt, die andere mit warmem von 37—39°.

Begonnen wird grundsätzlich wieder warm, 5 Minuten lang. Dann 3 Atemzüge lang (10—20 Sekunden) kalt, sofort wieder warm, 5 Minuten, und schließlich kurz mit kalt enden. Abtrocknen. Der zweimalige Wechsel wird heute in den meisten Kneippkurheimen praktiziert. In das warme Wasser kann man als *Zusätze Heublumenextrakt* (Rheuma, Durchblutung, Wärmebildung) *oder Fichtennadelextrakt* (Herz-Kreislauf, Asthma, Bronchitis) geben und damit die Wirkung verstärken.

Ruhen muß man anschließend nicht, man kann es natürlich. Solche Übungen über Wochen durchgeführt, haben einen sehr großen unterstützenden Faktor zur übrigen Behandlung oder Arznei und können fast nie schaden, sondern nur nützen.

6. Beschlossen werden soll diese »Kneipp-Kur der geringen Kosten« mit einem *Tip zur Nacht: der schlafférdernden kalten Unterkörperwaschung.* Im Prinzip der Durchführung sei an Nr. 1 — Waschungen — erinnert; man muß hier aus dem warmen Bett die Waschung (kalt) des Unterkörpers durchführen und sofort ohne Verzögerung ins warme Bett zurückkehren. Warme Füße sind Voraussetzung — sonst lasse man diese Anwendung besser und mache statt dessen vor dem Schlafen ein einfaches warmes (nicht heißes — das regt eher an!) Fußbad (37—39°, 10 Minuten Dauer). Kneipp nannte diese Waschung auch Schlafwaschung, sie leitet das Blut und damit den Gedankenfluß vom Kopf ab, beruhigt und »zieht den Schlaf herbei«.

7. Statt Nr. 6 kann man auch das noch kräftiger wirkende, allerdings auch mehr *für robustere Naturen gedachte kühle Halbbad* machen: Man läßt in die Wanne zur Hälfte kaltes Wasser einlaufen und geht ins Bett. Fühlt man sich dort warm und hat man mit seiner Eigenwärme das Bett angewärmt, dann geht man bis zum Nabel in das kalte Wasser (darum »Halbbad«), atmet 3 mal tief durch, streift das Wasser ab, trocknet nur die Füße ab und geht unverzüglich ins zugedeckt gebliebene Bett zurück. Der Verdunstungseffekt löst eine kräftige Durchblutung des ganzen Unterkörpers aus, leitet den Blutandrang von Kopf und Herzen ab, beruhigt und hilft oft erstaunlich schnell, einen natürlichen und tiefen Schlaf herbeizuführen.
Die Körperreaktion mit Wärme auf einen Kältereiz ist das *Ideal an Temperaturregelung*. Die Durchblutungssteigerung auf eine Wärmeanwendung ist also relativ passiv gegenüber der *aktiven Wärmebildung des Organismus nach einem Kältereiz*, der eine echte Leistung des Körpers ist.
Die Tendenz der Zeit geht mehr und mehr zur Eigen-Aktivität in Sachen Gesundheit. Viel Menschen erkennen heute schon, daß es nicht genügt, dreimal täglich Tabletten und Tropfen zu schlucken, sondern daß man selbst mitmachen muß, wenn man gesund bleiben oder werden will. Hier kann also jeder an sich ansetzen. Was er nicht vermag, das vermögen Kneipp-Kur-Anstalten und medizinische Bade-Einrichtungen, die es heute schon allerorten gibt.

Pflege der Haut und der Atmung

Zu den Grundfunktionen unseres Organismus rechnen wir das Hautsystem, den Darm, die Atmung, den Schlaf und die weibliche Regel.

1. Die Haut:

Hautpflege ist Nervenpflege! Den Tag mit *Trockenbürsten* des ganzen Körpers beginnen, das ist auch Kreislaufpflege! *Gutes Hautöl verwenden* — man denke an die alten Griechen, die aus dem täglichen Ölen des Körpers einen regelrechten Kult entwickelten.
Wechselduschen zur Hautpflege: warm — kalt (nur Sekunden), evtl. das Ganze wiederholen.
Dann das Schwitzen: Das biblische »im Schweiße deines Angesichts ...« ist wohl nicht ohne Bedeutung. *Sauna ist als passives Schwitzen zwar gut, aktives Schwitzen durch Arbeit und Bewegung noch besser!* Passiv schwitzen kann man durch heiße Bäder, durch Sonnenbäder, durch Sauna. Grundsatz: nicht übertreiben! *Die Sauna* hat sich in den letzten Jahren deutlich durchgesetzt — obwohl viele Menschen noch eine gewisse Ängstlichkeit davor haben. Wer einen schwachen Kreislauf hat — und das haben fast alle Büromenschen — dem ist die Sauna noch lange nicht verboten. Herzkranke und Menschen mit hohem Blutdruck sind natürlich ausgenommen. Zwei Gänge, Temperatur 70—90°, Nachruhen, evtl. Massage. Einmal die Woche. Durch die Sauna abzumagern, ist allerdings eine Illusion.
Das aktive Schwitzen ist durch die Trimm-Bewegung propagiert worden. Leider gibt es nun auch hier Auswüchse: Wer die ganze Woche über auf einem Bürostuhl sitzt, kann am Wochenende nicht plötzlich sportliche Hochleistungen vollbringen.
Zum *Bad als Hautpflege* darf noch gesagt werden, daß die *kurzen und heißen japanischen Bäder* nicht ungünstig sind: Nur einige Minuten, anschließend kurz kalt abduschen — *das entmüdet*. Während lange heiße Bäder strapaziös sind und anschließende Nachruhe von ½ bis zu einer Stunde erfordern.

Vorsicht: Abends ein anstrengendes heißes Bad hat manchen schon um die Nachtruhe gebracht (regt Herz und Nerven zu sehr an).
Morgens und abends Luftbäder im Zimmer oder im Freien — das ist Hautpflege. *Sonnenbäder mit Verstand:* Das beliebte Braten wie am Grill läßt die Haut welk und alt werden — der Augenblickseffekt der modisch gesunden Bräune wird später bezahlt!
Kopf, Nacken und Schilddrüse (Hals) sind bei Sonnenbädern grundsätzlich zu schützen. Sonnenbrand vermeiden — d. h. langsam steigernd die Sonnenbestrahlung durchführen. *Sich in der Sonne leicht zu bewegen ist günstiger als zu braten.* Richtig angewendet, ist die Sonne eines der größten Heilmittel, die wir haben. Nur das Fasten kommt ihr noch gleich.

2. Die Atmung

Wer in der Stadtdunstglocke wohnt, muß wohl zumindest am Wochenende hinaus — obwohl es ja wieder ein zusätzlicher Streß ist, heute an Samstagen aus den Städten herauszukommen. Der Großstädter muß seine Lungen irgendwann wieder mit Sauerstoff vollpumpen.
Verbrauchte und verpestete Luft ermüdet und macht schließlich krank. Heizungen, Autos, Industrie: Wer lange genug in der Stadt lebt, merkt es traurigerweise schon gar nicht mehr, in welchem Gestank er atmet.
Gute, reine Luft ist ein Vitalisierungsfaktor ersten Ranges.
Kräftiges Durchatmen senkt den Blutdruck — das müssen alle wissen, die an hohem Blutdruck leiden. Der Wiesbadener Arzt Prof. Tiralla hat allein mit Atemübungen Bluthochdruck in vielen Fällen erfolgreich behandelt und ein Buch über dieses einfache, billige Mittel geschrieben.
Über den Darm und den Schlaf in eigenen Kapiteln — die Funktion der weiblichen Menstruation ist im Falle von Störungen Sache eines kundigen Arztes.

Das ewige Thema Rauchen

Eigentlich wollte ich auf dieses Thema, über das soviel in Presse und Fernsehen berichtet wird, nicht besonders eingehen. Und zwar keineswegs deshalb, weil es nicht wichtig ist, sondern weil ich meine, daß heute jeder informiert sein müßte. Jeder weiß nämlich inzwischen, daß Rauchen nicht gesund ist. Einige wenige wollen es zwar noch immer nicht wahrhaben — machen sich aber selber was vor. Es geht also nicht mehr um weitere Aufklärung, sondern um den nicht leichten Entschluß, mit dem Rauchen aufzuhören. Das ist allerdings schneller gesagt als getan. Ein Wundermittel gibt es auch dafür nicht — weder die Akupunktur noch die Hypnose sind im Grunde zuverlässig. Das Entscheidende ist und bleibt:

1. *Der Wille zum Aufhören.* Auch wenn man schon mehrmals wieder schwach geworden ist: Es sich trotzdem wieder vornehmen. Nur nicht resignieren, ja nicht aufgeben! Das ist das Wichtigste.

2. *Leichter ist es auf alle Fälle, ganz aufzuhören, als die Zigarettenmenge einzuschränken.* Sich vorzunehmen, statt 30 Stück nur mehr 7 pro Tag zu rauchen, funktioniert selten. Es geht am besten radikal.

3. Man kann sich natürlich *einiger Tricks* bedienen, die Psychologen haben sich da die letzten Jahre Mühe gegeben und eine Menge empfohlen (keine Zigaretten ins Haus schaffen, eine Zigarette nur zur Hälfte rauchen, morgens nicht vor dem Frühstück rauchen, nur in Ruhe rauchen, nur nach dem Essen rauchen usw. — alles dies ersetzt den *entscheidenden ersten Punkt* aber nicht: *Den Willen zum radikalen Aufhören!* (Alles andere ist und bleibt ein Drum-Herum).

4. Wenn man aufhört, ist es nützlich, *auf das Gewicht zu achten.* Viele nehmen zu, weil der Appetit sich zunächst erhöhen kann (man also ins Essen ausweicht) oder man auch mehr nascht. Ein medizinischer Kaugummi, wie er für die Zahnreinigung in Apotheken zu kaufen ist, kann als Übergangshilfe dienen.

   Vorsicht auch vor »leichten« Zigaretten! Auch sie sind keineswegs harmlos!

Man mache sich klar, daß man in der Großstadt unter der ständigen Dunstglocke aus Auto-, Heizungs- und Industrieabgasen nicht auch noch rauchen kann! Damit *verdoppelt man die Giftstoffe! Eine Belastung ist schon zuviel* (Rauchen oder Stadtabgase) — *zwei können tödlich sein!*

Und wenn immer wieder angeführt wird, daß der rauchende Großvater ja trotzdem über 80 geworden ist, so muß man wissen, daß er aus seiner Umwelt und Nahrung *insgesamt viel weniger Gift aufnahm als wir heute.*

Gefährlich wird ein Genußmittel erst, wenn es zum Suchtmittel wird!

Die Lebenserwartung der Frauen — in Deutschland 3—4 Jahre höher als bei Männern — ist neuerdings im Sinken! Stark vermutete Mitursache: *mehr Frauen als je zuvor rauchen.* Lungen- und Bronchialkrebs nehmen verheerend zu. Herzinfarkt wurde in den letzten Jahren mit steigender sogenannter Emanzipation häufiger.

Prof. Ulrich Gottstein: »Nicht der Streß der Arbeit, sondern der hohe Konsum an Zigaretten ist die Hauptursache des Herzinfarktes.«

Nikotin + fettes Essen + wenig Bewegung + Übergewicht: Da ist die Katastrophe sehr nahe.

Außerdem ist besonders bei Raucherinnen die frühe Faltenbildung im Gesicht und die verschlechtert durchblutete Gesichtshaut auffällig. Starke Raucherinnen sehen dadurch erheblich älter aus.

Was jedermann wissen sollte:

Raucher bauen *ab:*

ihre pubertäre Selbstunsicherheit,
ihre körperliche Leistungsfähigkeit,
die Sauerstoffversorgung ihres Gehirns,
die Verantwortung gegenüber sich selbst,
ihre Abwehrkraft gegen Krankheiten,

ihre eigene Lebenserwartung,
ihre sexuelle Potenz und

die mitmenschliche Rücksichtnahme!

Raucher bauen *auf:*

ihre Frühinvalidität,
die Tabakwirtschaft,
das Gefühl, »in« zu sein,
die Werbewirtschaft — teilweise,
die Presseerzeugnisse — teilweise,
die Verantwortungslosigkeit gegen sich selbst,
die Staatsfinanzen mit jährlich 9 Milliarden,
die Umsätze der Ärzte und Krankenhäuser und

die mitmenschliche Rücksichtslosigkeit!

Das Risiko Herzinfarkt

Die Weltgesundheitsorganisation (WHO) hat 1972 folgende Empfehlungen herausgegeben:

1. Das Zigarettenrauchen einzustellen.
2. Übergewicht zu vermeiden und weniger zu essen.
3. Den Anteil der gesättigten Fettsäuren zu verringern: fettes Fleisch, fette Wurst, Milchfett und gehärtete Margarine.
4. Eigelb zu vermeiden.
5. Getreideprodukte, Früchte, Gemüse, Salate, Öl und weiche Margarine zu verwenden.
6. Hohen Blutdruck kontrollieren und behandeln zu lassen.

Es wurde von diesen Experten vor allem aber auch empfohlen, *den Streß zu vermeiden.* Ursprünglich, in den früheren Jahrhunderttausenden des Jäger- und Sammlerdaseins, waren die physiologischen Veränderungen im Körper, die heute als Streßreaktionen bezeichnet werden, darauf ausgerichtet, den Organismus im Kampf auf Leben und Tod zu entlasten: Wenn dem Menschen Gefahr droht, erhöht sich die Gerinnungsfähigkeit des Blutes — Wunden schließen schneller. Beim Zivilisationsmenschen des 20. Jahrhunderts ist diese Körperreaktion relativ sinnlos — nach wie vor aber wird bei Belastungen (Arbeit unter Druck, ständige Aufregungen, Streit mit Mitarbeitern und Vorgesetzten), die Gerinnungsfähigkeit des Blutes erhöht und der Infarkt begünstigt.

Als Todesursache Nr. 1 haben wir in Deutschland nach wie vor Herz- und Kreislaufkrankheiten — sie rangieren noch vor dem Krebs. Die Herzkranzgefäßverkalkung (eine mit Fetteinlagerungen einhergehende Verhärtung und Verengung) hat in allen *Wohlstandsländern* enorm zugenommen. Besonders Männer zwischen dem 40. und 50. Lebensjahr sind davon betroffen. In Amerika ist die Sterblichkeitsquote *durch Aufklärung* leicht im Zurückgehen. Die Japaner sind weniger betroffen — sie nehmen im allgemeinen nicht zu viele Kalorien zu sich. Auch die Franzosen und die Italiener haben ver-

gleichsweise niedere Quoten: Man vermutet, daß der geringere Verzehr von gesättigten Fetten (z. B. Schweinefleisch) sich positiv auswirkt.
Was sind überhaupt ungesättigte Fettsäuren, die den Cholesterinspiegel senken? Wie aus der nachfolgenden Tabelle zu ersehen ist, sind es vor allen Dingen *Pflanzenöle, die günstig wirken.* Die sogenannten *gesättigten Fettsäuren hingegen sind tierische Fette, die ungünstig sind.*
Was ist überhaupt Cholesterin? *Cholesterin ist eine fettartige Substanz,* die zum großen Teil vom Körper selbst produziert wird und für die Zelle und für den Hormonhaushalt wichtig ist. Es ist aber auch der *Grundbestandteil der wachsähnlichen Ablagerungen in den Arterien,* dem Erscheinungsbild der Arteriosklerose. *Tierische Fette enthalten also Cholesterin, Pflanzenöle und -fette keines.* Sehr cholesterinreich sind Hirn, Nieren, Ei, Butter, Leber — in der Reihenfolge des höchsten Anteils.

Fettsäurenzusammenstellung verschiedener Fette:

	Gesättigte Fettsäuren in %	Mehrfach ungesättigte Fettsäuren in %
Sonnenblumenöl	8	65
Sojaöl	14	62
Maiskeimöl	14	57
Baumwollsaatöl	25	50
Erdnußöl	19	31
Olivenöl	19	8
Kokosfett	92	2
Schweinefett	43	8
Rinderfett	54	3
Milch-/Butterfett	60	3

Bei Frauen ist das Risiko geringer, an Herz und Kreislauf zu erkranken und zu sterben. Man vermutet einen günstigen Einfluß eines weiblichen Sexualhormons. Allerdings ist die Rate im Ansteigen: Doppelbelastung vieler Frauen (Beruf und Haushalt), Lei-

stungsdruck durch Emanzipationsbestrebungen, verstärktes Zigarettenrauchen.
Früher hat man gedacht, daß nur stark in der Verantwortung und im Arbeitsstreß stehende Männer einen Herzinfarkt bekommen können (Managerkrankheit). Heute muß man auch dieses korrigieren: Alle Menschen sind infarktgefährdet, wenn sie die Risikofaktoren (siehe oben) nicht beachten.

Die Summation macht's! Eine Sache wirft den Menschen nicht um, wenn aber drei oder fünf zusammenkommen, muß es ihn gefährden!

Über die Bewegung

Die »Trimm-Dich«-Idee ist gut; aber häufig einseitig. Es geht nicht so einfach, daß man sonntags durch 10 Klimmzüge, Dauerlauf, 20 Hüpf- und 15 Schwungübungen an Gesundheit das nachholen kann, was man die Woche über tagtäglich versäumt. Es ist lächerlich, am Montag dann wieder in den 2. Stock einen Lift zu benützen, auf Rolltreppen stur stehen zu bleiben und wegen eines halben Kilometers ein Fahrzeug zu benutzen.

Stubenhocker werden nicht alt! Man lese das deutlich im Kapitel über die Hundertjährigen nach!

Man hat es ausprobiert: Wenn man einen gesunden jungen Menschen drei Wochen ins Bett steckt, ist er danach fast unfähig aufzustehen. Sein Kreislauf ist durch »rasten eingerostet«. — Die Konsequenz: *Je weniger Sie sich bewegen, um so schlechter wird Ihr Kreislauf.*

Man kann sich nicht nur überarbeiten, sondern auch *überschonen!*

Große Schwierigkeiten entstehen oft durch plötzliches Nachlassen körperlicher Leistung (Sport, Beruf) — d. h. wer Sport trieb, darf nie zum Stubenhocker werden, und wer bis zum 65. Lebensjahr (körperlich) belastet war, darf nicht zum plötzlichen Clubsessel-Rentner werden. Das ist auch der Grund, warum Hochleistungssportler oft gar nicht so alt werden: sie hören zu kraß auf. Der Schriftsteller und Wanderer J. G. Seume (1763—1810) sagte schon: »Im menschlichen Leben ginge alles besser, wenn der Mensch mehr ginge«. Allerdings müssen wir hierzu die Meinung von Professor Hollmann hören:

»*Spazierengehen oder Wandern* ist zwar erholsam für das vegetative Nervensystem, wirken beruhigend und ausgleichend. *Herz und Kreislauf jedoch werden damit nicht trainiert*«.

»*Zimmergymnastik* ist zwar günstig für Beweglichkeit und Geschicklichkeit, wirkt sich jedoch nur unerheblich auf Herz und Kreislauf aus. *Liegestütze und Kniebeugen* etwa sind von keinem großen Nutzen; für ältere Menschen unter Umständen sogar gefährlich . . .«

Auch die Sonntags-Wanderer bewegen sich oft nicht ausreichend:

Vom Autoparkplatz bis zur nächsten Ausflug-Gaststätte ist zu wenig!
Eine durch Passivität verlorengegangene Leistungsfähigkeit in den mittleren Lebensjahren kann man durch Training zurückgewinnen: *Bereits in den ersten vier Wochen* können Sie durch körperliches Üben *20 % Leistungssteigerung* erhalten!
Wenn man also sein Bewegungsquantum erfüllen will, muß man energisch vorgehen.
An Übungen bzw. Sportarten, bei denen *mindestens ein Siebtel* der Muskulatur *gleichzeitig bewegt* wird, empfehlen sich:

Dauerlauf — Radfahren — Schwimmen — Rudern — Bergwandern (Alpinistik) — Ski-Langlauf — Ballspiele.

Selbstverständlich kann das Training auch zu Hause absolviert werden, wobei auch ein Standfahrrad oder ein Trockenrudergerät durchaus geeignet sind. Stehen keine Heimgeräte zur Verfügung, dann bleibt immer noch eine altbewährte Übung: »Lauf auf der Stelle«. Für einen Gesunden nun das Wichtigste: In den oben genannten Sportarten oder Übungen muß soweit gegangen werden, daß *mindestens einmal täglich 10 Minuten lang oder zweimal täglich 5 Minuten eine dauernde Pulsfrequenz von mindestens 130 Schlägen (ab dem 50. Lebensjahr von mindestens 120 Schlägen) pro Minute erreicht werden.* Dies gilt auch für den »Lauf auf der Stelle«. (Die Methode: Sie bewegen die Beine wie beim Dauerlauf, nur eben im Stand, machen dabei zwischen 100 und 140 schnelle Schritte und messen Ihren Puls. Steigt er um vieles höher als 130 bzw. 120 Schläge, dann verlangsamen Sie die Schritte auf ein Traben, sinkt die Pulsfrequenz ab, dann erhöhen Sie wieder die Schrittgeschwindigkeit. Übrigens macht eine federnde Unterlage, z. B. eine Schaumgummimatte, den »Lauf auf der Stelle« angenehmer.)
Für die über Vierzigjährigen: Vor Aufnahme der Übungen sollte eine generelle Untersuchung klären, ob Sie normal gesund sind.
Legen Sie alle Übungen so an, daß die benötigte Pulsfrequenz bereits nach der zweiten Minute seit Trainingsbeginn erreicht wird.
Und nun ein Wort von Professor Hollmann *an die Hausfrauen:*
»Wie einschlägige Untersuchungen ergaben, liegt die durchschnitt-

liche Tagesbelastung der Hausfrau hinsichtlich der Pulsfrequenz weit unter jenen Werten, die für ein Ausdauer-Training gefordert werden müssen.« Somit ist die Bewegung selbst der fleißigsten Hausfrau *einseitig* und muß unbedingt durch Gymnastik ausgeglichen werden.

Beim Dauerlaufen ist die Pulszahl »Barometer«, ob es noch weitergeht oder ob man besser ins Gehen überwechselt:

180 minus Lebensalter

soll nicht überschritten werden. Wenn Sie also 50 sind, sollen Sie Ihren Puls nicht über 130 jagen. Das gilt übrigens für alle Anstrengungen.

Und noch etwas ganz wichtiges: *Bei aller Anstrengung darf nur soweit mit dem Tempo gegangen werden, als dies durch die Nasenatmung geschafft wird.* Strengt man sich soweit an, daß man zur Offenen-Mund-Atmung gezwungen ist, wird das Herz überlastet (ganz gleich, ob beim Laufen, Bergsteigen, Radfahren usw.)!

Bewegung bis zum Schweißausbruch: Sauna ist zwar gut, aber aktives Schwitzen noch besser.

Zu guter Letzt: von anderen Völkern lernen, sagt man. So z. B. von den Chinesen: Sie haben längst erkannt, was Gymnastik und Bewegung vermögen und schalten in ihren Fabriken und Betrieben Pausen mit Gruppengymnastik ein. Bringt Abwechslung, hilft tote Punkte überwinden, durchblutet das Gehirn, gleicht einseitige Bewegungen und Belastungen aus!

Alter schützt vor Training nicht — es ist nie zu spät!

Übrigens: Es gibt keinen Beweis dafür, daß Sportler länger leben als andere, aber sie *leben im Alter sicher besser und beschwerdefreier.* Untersuchungen belegen eindeutig, daß es durch regelmäßiges sportliches Training gelingt, das Alter quasi hinauszuschieben — gewissermaßen »*zwanzig Jahre lang vierzig zu bleiben*«.

Allerdings muß gleichzeitig vor zu großem Ehrgeiz älterer Menschen gewarnt werden: So kommt es gelegentlich zu Todesfällen Untrainierter mit verborgenen Herzerkrankungen bei Volksläufen. Senioren sollten folglich mit *Wanderungen im Mittelgebirge oder in Wäldern beginnen. Dauerläufe nach dem Intervallprinzip (Laufen — Gehen — Laufen — Gehen usf.), Schwimmen, Radfahren und Skilanglauf sind ideale Betätigungen.* Und immer wieder wichtig: Ein günsti-

ger Effekt auf den Kreislauf ist nur dann zu erzielen, wenn *mindestens zweimal die Woche systematisch eine halbe Stunde trainiert wird.*
Mit der Behandlung von Alterserscheinungen *darf nicht erst begonnen werden, wenn der Alterungsprozeß bereits fortgeschritten ist.* Mit richtiger Ernährung, Bädern, Gymnastik und Sport muß frühzeitig angefangen werden!
Dr. Ernst van Aaken, Vorsitzender des Verbandes der Lang- und Dauerläufer, sagte einmal: »Wenn man sein ganzes Leben die Ausdauerübungen durchführt, ist man wenigstens in guter Form, wenn man stirbt!«

Zehn Ratschläge für eine gute Haltung

Da *Wirbelsäulenschäden* (»Ich hab's mit den Bandscheiben«) schlimm im Zunehmen begriffen sind, hier einige Ratschläge, wie Sie dem *Übel vorbeugen* können.

1. *Gängeln Sie Ihr Kind nicht zum Gehen!* Lassen Sie es kriechen, solange es will, und haben Sie nicht den Ehrgeiz, daß es möglichst früh steht. Die Aufrichtung aus der Waagrechten (mit allen vieren am Boden — Kennzeichen des Tieres) in die Senkrechte des Menschen (zwischen Himmel und Erde gestellt) ist ein so fundamentaler Akt, daß er mit neun oder auch mit zwölf Monaten aus eigenem Antrieb vollzogen werden muß.
   Viele Erwachsene haben vor allem in der Kreuzgegend Schwierigkeiten und andauernde Schmerzen. Es ist durchaus möglich, daß hier schon im ersten Lebensjahr Schäden für ferne Jahre gesetzt werden.

2. *Im Schulalter ist das viele Sitzen von Übel.* Nach jeder dreiviertel Stunde sollen die Kinder sich von den Bänken erheben, sich recken und strecken, bei weitgeöffneten Fenstern durchatmen. Der Turnunterricht muß ausgeweitet werden, und das Fernziel ist ein *Schwimmbad für jede Schule.*
   Schulranzen statt Schultaschen! Würden alle Eltern hierin konsequent sein, könnte sich das Kind nicht auf Nachbars Hansi berufen, der eine schöne neue Tasche bekommen hat, die es statt des Ranzens nun eben auch möchte. Aber schauen wir doch die Fragezeichen-Gestalten an — wie sich dann die kleinen Kerlchen mit ihren völlig überfüllten, glänzenden neuen Taschen abmühen!

3. *Schwimmen Sie, so oft Sie nur können,* wenn Sie Haltungs- und Wirbelsäulenprobleme haben! Vom verstorbenen Bundespräsidenten Heinemann ist bekannt, daß er täglich morgens noch mit 70 Jahren einige Runden schwamm — und danach erst seine Staatsgeschäfte aufnahm. Lassen Sie wenigstens Ihre Kinder frühzeitig Schwimmen lernen — falls Sie schon selbst

ein Wasser-Muffel sein sollten! Aber was im Grunde hindert einen eigentlich, einen Nichtschwimmerstatus mit 50 noch zu ändern?

4. Zur guten Haltung gehört schließlich eine Anschaffung, die den Geldbeutel nicht allzu sehr belastet: *ein Türreck* nämlich. Das ist eine stabile Stange mit Gummimuffen rechts und links, die an jeden Türrahmen angebracht werden können. Der Rahmen wird nicht beschädigt. In jedem guten Sportgeschäft zu bekommen. Und da sich dann auch täglich hinhängen, pendeln, aushängen!

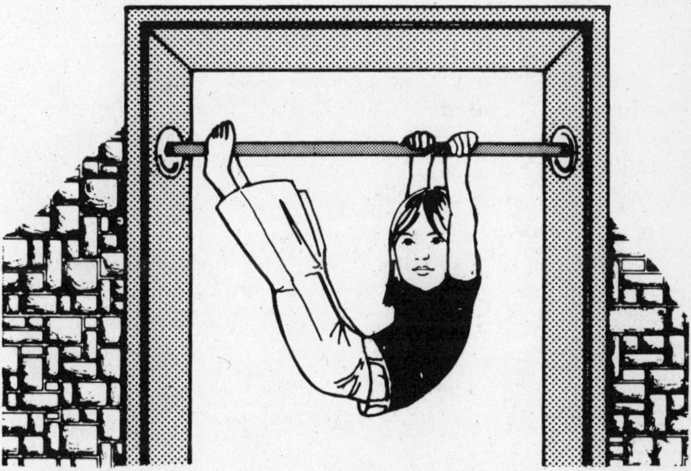

5. Der berühmte irische Dichter und Satiriker George Bernard Shaw sagte einmal: *»Der Stuhl ist die verhängnisvollste Erfindung des Menschen.«* Hätte er nur gewußt, wie es nach seinem Tod mit dem Sitzen in meist miserablen Autositzen noch immer verhängnisvoller wurde ...! Weiche Polsterstühle, deren Sitzfläche nach hinten zu abfällt, schnüren den Leib leicht ab und beklemmen die Atmung: Man verweile nicht zu lange in diesen Sitzpfühlen. Junge Leute lasse man zum Fernsehen ruhig auf dem Boden liegen, bäuchlings, ein warmer Teppich vorausgesetzt.

6. Zur guten Haltung gehört *die totale Entspannung in einem guten Bett.* Trotz — oder gerade wegen — Superfederung und Extra-Schaumgummischicht ist aber das Problem des Liegens keineswegs geklärt: Ein Hauch spartanischer Härte wäre sehr zu empfehlen. Denn wie sollen Muskulatur und Wirbelsäule sich entspannen, wenn sie nirgends einen Halt finden, wenn die Unterlage sie nicht stützt, sondern endlos nachgibt? Der gute alte Strohsack war nicht das Schlechteste, und zumindest sollte unter die Matratze ein Brett. Sie muß fest aufliegen und darf nicht in einem Federrahmen durchhängen. Ein Kopfkeil sollte nur bei älteren, herzkranken oder asthmatischen Menschen im Bett sein.

7. *Das Schuhwerk hat für die Haltung wesentliche Bedeutung.* Gesunde Schuhe sind vorne breit — das entspricht nun mal der Anatomie — und breit sollen auch die Absätze sein und nicht stelzenartig erhöht. Fuß und Becken werden von den Stöckelschuhen mit Pfennigabsätzen strapaziert — sie haben lange genug nicht nur Fußböden verhunzt, sondern auch das Hohlkreuz provoziert. Kindern kaufe man grundsätzlich nur weiche Schuhe; diese müssen eine völlig gerade Innenseite haben, d. h. der Schuh darf vorne auf keinen Fall spitz nach außen drängen.

8. Und so soll man schließlich dastehen:

Die Haltungskorrektur nach Alexander:

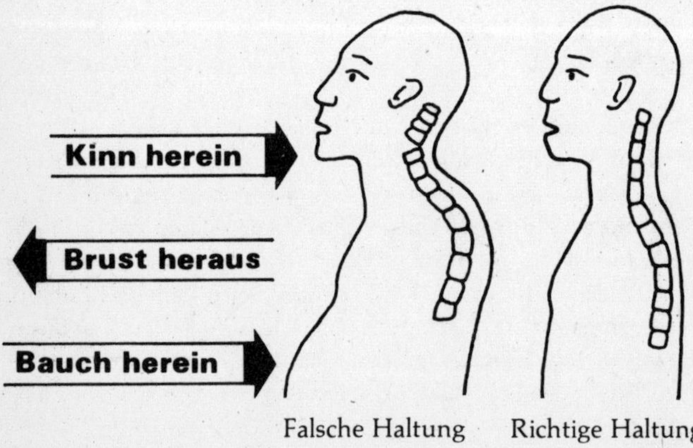

Falsche Haltung Richtige Haltung

9. Sind Sie pensioniert, so gibt es kaum etwas Besseres für Ihre Haltung als *Gartenarbeit.* Der Arzt Dr. Schreber hat dies schon um die Jahrhundertwende erkannt — und daran hat sich bis heute nichts geändert —, nein, sein Ansinnen ist nur dringender denn je geworden. Gelenke, die rasten, rosten. Tägliche Spaziergänge sind selbst im hohen Alter unentbehrlich, um einen geraden Rücken zu behalten.

10. Wir haben eine merkwürdige Zeit: Einen Sport- und Trimm-dich-fit-Kult ohnegleichen einerseits und einen beispiellosen Haltungsverfall andererseits! In Südbayern ist z. B. fast die Hälfte der Bevölkerung am Wochenende beim Skifahren oder Bergsteigen. Der Nutzen ist sicher nicht ganz zu unterschätzen — er ist aber auch nicht zu hoch! Stundenlanges Autofahren bzw. -stehen auf der Salzburger Autobahn gehen voraus. *Der Autofetischismus der Gegenwart hat überhaupt viel zum Ruin des Rückgrats beigetragen* — auch wenn's keiner gern hört. Genau dieselben sportlichen Leute aber fahren am Montag vom 1. in den 2. Stock mit dem Lift und können sich von der Rolltreppenmentalität nicht lösen (man könnte auf ihnen auch gehen). *Nur ein Umdenken auf der ganzen Linie wird uns retten!*

Über die Ernährung

Das Fasten

Man kann alleine jede beliebige Zeit fasten — von einem Tag bis zu sieben — und unter Aufsicht bis 21.
Man kann *Voll- und Teilfasten:* Gar nichts essen (außer Kräuterteetrinken) oder ein oder zwei Mahlzeiten pro Tag ausfallen lassen.
Bis zu sieben Tagen kann man ohne Gefahr die strengste Form des Vollfastens wählen: *nur reines Wasser* (Quell- oder Mineral-) *oder Kräutertees.*
Man kann die mildere Form *mit Obst- und Gemüsesäften* wählen (auch Molke).
Beim *Teilfasten* kann man:

a) eine Mahlzeit ausfallen lassen, gleich welche;
b) zwei Mahlzeiten ausfallen lassen und nur frühstücken;
c) jeweils die Hälfte weglassen;
d) nur Obst essen;
e) nur Rohkost essen;
f) leichte vegetarische Kost wählen.

Man kann *einen Tag in der Woche zum Fasttag* machen: Früher war es der Freitag.
Wichtig während des Fastens: Weniger arbeiten, mehr ruhen, aber auch leichte Bewegung, Hautbürsten — völlige Bettruhe ist nicht nötig.
Wichtig während des Fastens ist auch:

a) *Darm reinigen,* täglich mit *Klistier* (Gummiball, 150 ccm. Kamillentee lauwarm);
b) oder *Einlauf* mit $\frac{1}{2}$—1—1$\frac{1}{2}$ Liter Kamillentee (Gummibettflasche mit Schlauch und Hartgummiröhrchen samt Dreiwegehahn — Geschäft für sanitäre Artikel).
c) oder *Abführmittel:* 1—2 Teel. Glaubersalz auf ein Glas lauwarmes Wasser morgens.

Nach dem Fasten nur ganz langsam wieder auf normale Nahrungsmengen übergehen!

Wer zu schnell wieder in alte Viel- und Schnell-Eßgewohnheiten zurückfällt, muß es mit einem aufgetriebenen Leib büßen!

Fasten ist ein wunderbares Mittel bei:

1. Allen *akuten und gar fieberhaften Erkrankungen* (Hippokrates: »Füttert man den Kranken, so füttert man die Krankheit«);
2. *Übergewicht* — es geht nicht ohne —!
3. *Seelische Gleichgewichtsstörungen,* üble Laune, leichtere Depressionen;
4. *Herzkrankheiten mit Kreislaufbelastungen* und vor allem mit Wasseransammlungen in Beinen und Geweben (unter Aufsicht eines Arztes oder Heilpraktikers).

Nicht fasten soll man bei: Tuberkulose, Untergewicht, evtl. Krebs, starker Schilddrüsenüberfunktion.

Das Fasten ist eine Operation ohne Messer.
Es bewirkt: Schonung, Erholung, Entgiftung, Säuberung.
Günstiger ist es allerdings, *immer mäßig* zu essen, statt zeitweise zuviel und dann wieder gar nichts. Hat man's erst einmal zu weit kommen lassen, d. h. ist man erst einmal zu dick, dann gewinnt der Körper selbst nach einer Abmagerungskur seine volle Elastizität nicht mehr zurück!
Man mag über konfessionelle Gebote und Verbote denken, wie man will. Man sollte aber nicht überheblich sein und meinen, daß die bedeutenden Religionsstifter nicht wußten, was sie sagten. Die Bibel und der Koran enthalten eine Fülle von einfachen und wichtigen Gesundheitsratschlägen.

Gesunde Alltagskost

Das Geheimnis von roh gegessenem Obst und Gemüse (Rohkost) ist, daß es, wie der Arzt Bircher-Benner sagte, die von der Sonne aufgenommene Lichtenergie in der Körperzelle entfaltet. Essen *Sie zu jeder Mahlzeit etwas Rohes* — das ist ungemein wichtig! *Es hält Sie frisch, wenn Sie Frisches essen!*

Die bürgerliche (»gut-bürgerliche«) Küche ist überholt! Sie ist »aus der Mode« — denn: »Dick sein ist nicht fein.«
Die überkalorienreiche, totgekochte Kost mit täglichem Fleisch- und Wurstgenuß, zu üppiger Verwendung von biologisch schlechten Fetten, mit all dem vielen Braten, Rösten, Einbrennen, dem schädlichen Panieren, den wertlosen (aber kalorienreichen) Weißmehlprodukten, Nudeln, Knödeln, den vielen Süßigkeiten, Bäckereien, Schleckereien: Wir müssen vieles davon vergessen, wenn wir nicht noch kränker, leistungsschwacher, unlustiger und dicker werden wollen!

Vermeiden Sie also immer:

1. **Jedes Herausbacken in Fett, Einbrenn-Soßen, das Panieren, Rösten, (Gemüse nur dämpfen).**
2. **Zuviele Fette: Vor allem tierische Fette, aber auch gehärtete Pflanzenfette. Nehmen Sie Pflanzenöle, Pflanzenmargarine, etwas frische Butter.**
3. **Alle Süßigkeiten, soweit sie nicht »süß von Natur« sind wie Honig und süße Früchte.**
4. **Alles, was zu schwerverdaulich ist: Also frische Backwaren — auch feuchtes, frisches Vollkornbrot, das ansonsten ja gut ist; Hülsenfrüchte in zu großen Mengen, zuviel Kraut und Kohl.**
5. **Durcheinanderessen und Durcheinandertrinken: Obst und Gemüse möglichst nicht in einer Mahlzeit, während des Essens nicht zuviel Flüssigkeit, mehrere Gänge sind nicht ratsam, Süßes und Saures in ein und derselben Mahlzeit auch nicht.**
6. **Zu essen, wenn man nicht hungrig ist.**
7. **Zu essen, wenn man keine Zeit dazu hat.**
8. **Zu essen, wenn man übermüdet ist (vorher fünf bis zehn Minuten flach legen!).**

Langsam essen — gründlich kauen: So kommt man mit weniger aus — das Wenige bekommt besser!
Gut gekaut ist halb verdaut: Halten Sie sich an diese Weisheit? Wundern Sie sich, wenn Sie hastig schlingen, daß Sie Magendrücken

und Blähungen haben? Der Amerikaner Horace Fletscher hat nach vielen Krankheiten mit 70 begonnen, jeden Bissen 33mal zu kauen(!). Er wurde darauf immer gesünder und hat mit 80 noch größere Radtouren unternommen!

Flüssigkeiten löffeln, einspeicheln!

Kleine Bissen in den Mund nehmen, in kleinste Teilchen zerkauen, bewußt intensiv einspeicheln und verflüssigen: Das ist allerdings anfangs mühsam, und man muß sehr aufpassen, um nicht sofort wieder in das alte Laster des Schlingens zu verfallen. Aber das läßt sich trainieren und automatisieren — später wird es, wie vieles andere bekanntlich auch, zur Selbstverständlichkeit. Die Speicheldrüsen lernen wieder mehr zu produzieren; verarbeiten Sie also die Nahrung besser, gründlicher — man kommt mit weniger aus.

Und selbst wenn Sie zunächst an ihrer Ernährung sich zu gar keiner Änderung entschließen können: *Essen Sie langsamer, kauen Sie gründlicher* — Sie werden erstaunt sein, was allein schon dieses bewirkt! Richtiges Kauen ist die Voraussetzung für die Gesundung des ganzen übrigen Verdauungsapparates.

Schnelles Essen macht müde!

Jahrelang konnte man in deutschen Illustrierten die Werbung lesen: *»Zucker zaubert«* — heute jedoch sieht sich sogar (endlich und ziemlich spät) die Regierung gezwungen, gegen diesen Unsinn anzugehen, und warnt vor vielem Süßen.

Zucker zaubert Verfettung — wenn man so will.

Mehr Gewürze und weniger Salz! In zu vielen Haushalten ist immer noch Salz und Pfeffer das ausschließliche Gewürz. Salz gehört aber weitgehend in den Küchenschrank und weniger auf den Tisch. *Salz schwemmt auf!* Salz ist Gewohnheitssache: Wer sagt, daß ohne Salz das Essen fad schmeckt, hat recht. Nur muß er wissen: Wer drei Monate wenig Salz zu sich nimmt, findet normal gesalzenes Essen ausgesprochen ungenießbar. Man glaubt nicht, wie sich die Geschmacksdrüsen ändern können: Endlich schmeckt man dann die Speisen und nicht nur das Salz! Ein Gewürzsortiment anschaffen!

Weißmehlprodukte führen zu Verstopfung und Sodbrennen. Außer toten Kalorien haben sie keinen Nährwert. Und denken Sie auch

daran: »*Müde durch zuviel Weißbrot*« — die »Deutsche Gesellschaft für Ernährung« hat festgestellt, daß durch das immer stärkere Ausmahlen des Mehls das wichtige Vitamin-B-1 (in Schale und Keim enthalten) immer weniger im Brot enthalten ist. Folge: Nachlassen der Leistungsfähigkeit, Konzentrationsschwäche, Müdigkeit, Vergeßlichkeit, Reizbarkeit, Kopfschmerzen.
Abhilfe: *Vollkornbrot, Vollkornprodukte!*
»*Versteckte Fette*« sind jene, die man nicht sieht, z. B. ist auch noch im mageren Schweinefleisch entschieden zuviel Fett.
Weniger Fett, zwischen den Mahlzeiten und am Abend keine Süßigkeiten naschen, weniger Alkohol und gezuckerte Getränke!
Viele Menschen haben heute einen *zu hohen Cholesterinspiegel, d. h. zuviel »Fett im Blut«*. Merkwürdigerweise hat sich dann das Hauptinteresse auf die Butter konzentriert. Fast alle meinen, Sie müßten nur diese weglassen. Wichtiger ist aber: Fettes Fleisch, fette Wurst (und welche — auch Diätwurst — enthält nicht zuviel Fett?), zuviele Eier, zuviel Alkohol — *das sind die erstrangigen Cholesterinproduzenten*. Ja, Butter auch, aber nicht in dem Maße, wie es die Margarineindustrie darstellt ...
Zuviel Alkohol schädigt die Leber, das Nervensystem wird zerrüttet und die Gicht gefördert (erhöht den Harnsäurespiegel!). Bier macht, zuviel getrunken, dick und träge.
Weißwein eventuell mittags (anregend), Rotwein besser abends (entspannend).
Grundsätzlich keine »scharfen Sachen« und keine gefärbten Liköre und Aperitifs!
Apropos Fleisch: Wir werden uns in Zukunft darauf einrichten müssen, daß es davon weniger gibt. Zwei schwedische Forscher haben dringend darauf hingewiesen, daß *der Luxus der enorm gestiegenen Fleischernährung* der wohlhabenden Industrienationen auf die Dauer nicht verkraftet werden kann. Die Fläche Land, die ein Rind braucht, um dann geschlachtet einen Menschen zu ernähren, könnte, mit Pflanzenprodukten bebaut, sieben Menschen versorgen ... Da Land knapper und die Menschheit zahlenmäßig ständig größer werden, ist die Konsequenz nur mehr eine Zeitfrage.
Fleisch enthält häufig Antibiotika (Penizilline), Sulfonamide, Hormone. Fleisch besitzt an sich schon Hormone — es werden aber noch welche zusätzlich gespritzt und verfüttert, damit die Tiere schneller

schlachtreif werden. Da wundern wir uns dann, wenn wichtige Arzneimittel im Notfall nicht mehr so richtig angreifen (weil der Körper sie schon andauernd in kleinen Dosen zugeführt bekommen hat) und so viele Menschen »aufgeschwemmt« sind …
Es wird zuviel Fleisch-Eiweiß gegessen. Viele Schlankheitsdiäten empfehlen immer wieder Steak, garniert vielleicht noch mit einem Salatblatt. Der Harnsäurespiegel steigt dadurch: Gicht, Rheuma und Gefäßschäden sind die Folge. Besser eine Riesenschüssel Salat und ein halbes Stück Fleisch; noch besser: Quark (in Bayern: Topfen).
In Hessen mußte 1973 ein Viertel der untersuchten Lebensmittel beanstandet werden — sie waren nicht in Ordnung. Besonders schlimm war es bei *Wurstwaren.*

Wir essen also generell zuviel, zu fett, zu süß!

Noch ein Wort zu den *Genußmitteln:*
Kaffee regt schnell an, läßt bald wieder in der Wirkung nach.
Schwarzer Tee regt langsamer an, hält länger an.
Beides sind Aufputschmittel, die auf die Dauer und in großen Mengen dem »Nervenkostüm« schaden.
Bei *Kaffee* bedenke man: *Koffein* läßt den Blutdruck steigen, und *die Kaffeesäure* ist ungünstig für den Magen, Galle, Leber und führt zur allgemeinen Übersäuerung.
Koffeinfreier Kaffee ist folglich angezeigt beim Bluthochdruckler; *entsäuerter bzw. säurearmer Kaffee* beim Magen-Galle-Empfindlichen.
Genußmittel sollen immer Ausnahmen, nie Gewohnheit sein!
Volksspruch: »Die Kost, die dem Schmied bekommt, die zerreißt den Schneider.«
Wir haben die Arbeit automatisiert und sie mit unzähligen Hilfsmitteln, Maschinen und Apparaten körperlich weniger anstrengend gemacht — und die Schwerarbeiterkost unserer Vorfahren beibehalten! Noch hört man manchmal: Aber der Großvater hat doch auch fettes Geräuchertes gegessen und ist gesund gewesen und alt geworden! Was man dabei vergessen hat? Daß er vielleicht im Sommer um vier Uhr aufstand und mit der Sense ein halbes Getreidefeld gemäht hat und mehrere Hemden durchschwitzte,

ehe wir erst einmal hinter dem Schreibtisch sitzen (um abends mit dem Auto nach Hause zu fahren und den Rest des Tages im Fernsehsessel zu verbringen!). Dazu Dr. F. X. Mayr: »Wer vor dem Schlafengehen ein reichliches Nachtmahl einnimmt, gleicht einem Lokomotivführer, der seine Maschine vollheizt und darnach in den Schuppen stellt.«

Daher überlegen: Wieviel brauche ich bei meiner Arbeit und Bewegung? Bei meinem Gewicht?

Und dann noch eine wichtige Unterscheidung:
Der Münchner Heilpraktiker Josef Angerer weist seit Jahrzehnten darauf hin, Eltern und Kinder können nicht das gleiche essen. Erstere müssen sich *vorwiegend basisch*, letztere *vorwiegend sauer* ernähren. Dazu später noch Ausführlicheres.
Es ist in den letzten Jahren immer mehr Mode geworden, *exotisch zu essen.* Ein jugoslawisches Gericht kann den bayerischen Leberknödelspeiseplan durchaus auflockern, aber als Dauerernährung wird es uns nicht bekommen.
Müssen wir auch unbedingt chinesisch essen, amerikanisch oder indonesisch? Zwar können wir uns von allem anregen lassen: *Aber alles was dort wächst, wo der Mensch lebt, ist ihm gemäß.* Wir wissen dies von den so beliebten Zitrusfrüchten (Orangen, Grapefruits, Zitronen): Die Säure wird von vielen bei uns nicht vertragen und speichert sich im Körper. Werden diese Früchte aber dort genossen, wo sie wachsen: In südlichen Ländern, wo es wärmer ist, die Haut mehr schwitzt und dünstet — und die Säuren über die Haut ausgeschieden werden, sind sie auch bekömmlich.
Volksspruch: »Ich bin zu arm, um mir was Billiges leisten zu können.«
Es ist nicht gut bestellt um eine Nation, sagt der Feinschmeckerkoch Wolfram Siebeck, wenn diese die Raten ihrer Zwölftausend-Mark-Autos an erstklassigen Essenszutaten einspart.
Teurere Qualität kann man wieder einsparen an überflüssiger Quantität! Oder einfach ausgedrückt: *Lieber weniger und was Gutes!*
Weil die schlechtgekochten Hauptgerichte auch anspruchslose Esser unbefriedigt lassen, wird zwei Stunden später die berüchtigte Kuchenschlacht geschlagen!

Wer einmal täglich wirklich gut ißt, der knabbert zwischendurch keine Nüsse, keine Salzstangen, verdrückt keine Wurststullen und keine Pralinen.

Die wichtigste Küchenregel: Ein perfektes Essen kann nur mit Zutaten erster Qualität entstehen. Der Koch eines der erstklassigsten französischen Feinschmecker-Restaurants wurde nach dem Geheimnis seiner Küchenkünste gefragt. Seine Antwort:

1. Die Zutaten müssen immer frisch sein.
2. Die Zutaten müssen immer frisch sein.
3. Die Zutaten müssen immer frisch sein.

Lebendigkeit der Nahrung!

Welkes Gemüse hat *keine Kraft mehr* — unreifes Obst hat *noch keine Kraft.* Tiefkühlkost ist eher ein Rückschritt als ein Fortschritt, vor allem auch, weil die gewonnene Zeit der überarbeiteten Hausfrau dann doch nur zum Autowaschen benutzt wird.
Wissenschaftler sagen, daß falsche Ernährung die menschliche Gesundheit stärker bedroht als Krebs. Sie führt fast immer zu Übergewicht — der Ursache vieler Krankheiten. Und den Dicken wäre zu sagen, daß sie in Zukunft ruhig *besser* essen können, nur eben *anders als bisher!*

Prof. Kollath: »Laßt in der Ernährung das Natürliche so natürlich als möglich!«

Viele meinen, sofern man Obst gründlich wäscht, würde man *Spritz- und Konservierungschemikalien* entfernen können. Das ist leider so gut wie gar nicht der Fall. Diese sind längst in die Früchte eingezogen!
Apropos: ». . . so natürlich als möglich«:
Säfte aus Obst und Gemüse sind nicht unproblematisch: Sie sind ein starkes Konzentrat, es fehlen die sogenannten Ballaststoffe (Zellulose),

sie verstopfen häufig. Nicht ausgepreßtes Obst oder Gemüse ist gesünder, natürlicher. Und wenn schon Säfte: mit Mineralwasser verdünnen!

Gezuckerte Früchte gären — das sollte man lieber lassen. *Obst und Zucker passen nicht zusammen.* Kompott ist nur ein Notbehelf. Vielleicht vorübergehend für einen Kranken — obwohl man gleich etwas sehr Hartes sagen muß: Die meisten *Diäten sind einseitig und zum Krankwerden bestens geeignet.* Das sagen heute viele Ärzte — nicht nur Naturheilkundige!

Wir müssen unbedingt auch wegkommen von den Diätbegriffen: *Gesunde natürliche Nahrung muß wieder selbstverständlich werden.* Wir müssen wegkommen selbst von 10-Minuten-Gesundheitsprogrammen, ausgeführt am Morgen und Abend — wenn dann dazwischen wieder den ganzen Tag Unvernunft und Ungesundheit regieren. Gesundheit kann man nicht auf soundsoviel Minuten am Tag beschränken — sie muß zur ständigen Einrichtung werden!

Diät kann man nicht auf sieben Tage oder sechs Wochen begrenzen — Diät kommt vom griechischen diaitas und heißt *Lebensweise.* Die ganze Lebensweise muß also wieder natürlicher werden.

»Zurück zur Natur!« (Rousseau) Lernen könnten wir z. B. auch von den *Mormonen: Sie haben von allen Gruppen in den Vereinigten Staaten die geringste Krebssterblichkeit.*

Diese »Mitglieder der Kirche Jesu Christi der Heiligen der letzten Tage« können in diesem erfreulichen Punkt nur noch von den Sieben-Tage-Adventisten unterboten werden — so eine Studie der kalifornischen Staatsuniversität in Los Angeles.

Den Mormonen verbietet ihr »Gesetz der Weisheit« den Genuß von Tabak, Alkohol, Rauschgiften, Kaffee und Tee. Überdies sind die Mormonen gehalten, viele Früchte zu verspeisen, eine ausgesprochene Diät zu befolgen und im Fleischgenuß mäßig zu sein. In Kalifornien ergaben Untersuchungen, daß die Zahl der eingetretenen Todesfälle durch alle Krebsarten bei den Mormonen nur halb so groß war, wie nach den Durchschnittswerten zu erwarten gewesen wäre. Bedeutsam für die Forschung ist hierbei, die Mormonensterblichkeit ist besonders niedrig für Magen-, Darm-, Brust-, Uterus-, Prostata- und Nierenkarzinome, also für Krebsarten, die nach bisherigen Untersuchungen nicht deutlich mit Risikofaktoren wie Tabak-, Alkohol- oder Koffeingenuß zusammenhängen.

Zum Thema *Ernährung und Krebs* kann man heute sagen:
Etwa 50 bis 90 % aller menschlichen Krebserkrankungen werden durch Faktoren der Umwelt beeinflußt, wobei berufsbedingte Umwelteinflüsse allein nur einen kleinen Anteil ausmachen. Während bei Männern das Rauchen sicherlich für einen großen Teil der Erkrankungen verantwortlich ist, spielt es nun auch bei Frauen mehr und mehr eine Rolle. Dominierend aber ist die Ernährung, etwa 50 % aller Krebserkrankungen bei Frauen in der westlichen Welt und etwa 30 % bei Männern werden durch Ernährungsfaktoren zumindest mitbeeinflußt. Bei gewissen Mangelernährungszuständen ist eine Beziehung zu menschlichen Krebserkrankungen wahrscheinlich, wozu Eisen, Jod, Vitamin B_2 und Vitamin A gehören. Auch erhöht Alkohol das Risiko von Rauchern erheblich, an Krebs im Mund, Kehlkopf oder in der Speiseröhre zu erkranken, möglicherweise aufgrund von Vitamin-B-Mangel; die Vitamine B und A sind für Schleimhäute wichtig. Niedrige Vitamin-A-Aufnahme und Krebs des Gebärmutterhalses können Beziehungen aufweisen.
Überernährung kann ebenfalls Krebs verursachen.
Besonders bestehen Beziehungen zwischen Nahrungsfett und Brustkrebs (sehr gefährlich: Schweinefett). Bei einem Vergleich zwischen verschiedenen Ländern läßt sich allgemein eine Beziehung zwischen Fettverbrauch und Häufigkeit von Brustkrebs feststellen, natürlich in Zusammenhang mit anderen Faktoren, wobei auch eine Beziehung zwischen Fettverbrauch und Dickdarmkrebs besteht, gleichzeitig mit Herzinfarkt (Cholesterinbelastung). Empfohlen wird daher eine ähnliche Diät wie bei Herz- und Kreislauferkrankungen mit niedrigem Kaloriengehalt und Gesamtfettgehalt bei geringem Anteil an gesättigten Fetten und Cholesterin.
Gesundheit ist also etwas, was täglich, stündlich überlegt sein will, was fortwährende Disziplin erfordert, minütlich — und nicht nur einmal alle zwei Jahre während einer 4-wöchigen Kur! *Was geben Sie übrigens täglich für Überflüssiges aus:* Eis, süße Limonaden, Zigaretten, Coca-Pepsi-Cola, Whisky, Pralinen? Zu dumm, daß manches auch noch chic ist, »in« ist, Mode ist: Zu rauchen mit 14 Jahren, französische Weißbrotstangen, Sekt, Schweinshaxen in Biergärten, Steaks …

Und noch eine völlig falsche Vorstellung: Daß jener der Gesündeste ist, der alles verträgt! In Wirklichkeit ist es umgekehrt: Der Sensible reagiert auf Schlechtes, Falsches, Verkehrtes.

Der schon nicht mehr ganz Gesunde, der Halbgesunde — abgestumpft durch Gewöhnung an Falsches — reagiert lange Zeit nicht auf seine falsche Lebensweise; wenn er aber endlich reagiert, kommt es meistens zu einer Katastrophe.

Das kennt jeder aus der Praxis und dem Umgang mit Kranken. Wer 20 Jahre lang alles ißt, was er bekommen kann, raucht, was das Zeug hält und trinkt wie ein leckes Faß und dann jubelt, wie gut es ihm dabei geht, der kommt einem vor wie ein Mann, der aus dem 30. Stock springt. Während er am 10. Stock vorbeifliegt, ruft er einem entsetzten Zuschauer am Fenster zu: Es sei ihm ja noch gar nichts passiert! Noch nicht ...

Über die Ernährung der Kinder

Zum Vielfraß wird man kaum geboren — aber oft erzogen!

Zu viele Mütter glauben immer noch, daß Vielesser groß und stark werden. (Der an der Brust liegende Säugling wird zum Weitertrinken angehalten; die Sauggummi haben zu große Löcher; später »ein Löffel für die Oma, den Opa, die Mama, den Papa . . .«.) Machen Sie's Ihren Kindern leichter: Schließlich wird es von seinen Spiel- und Sportgefährten nach der körperlichen Aktivität und Leistungsfähigkeit beurteilt. Wer in Spiel und Sport nicht mithält, wird ausgeschaltet. So kann das dicke Kind schon frühzeitig in eine Isolierung geraten, die bis zur Vereinsamung führen kann.

Ist ein Kind wirklich brav, wenn es aufißt?

Der bekannte Frankfurter Zoodirektor und Prof. Grzimek hat in seinem Tierpark folgende Tafel anbringen lassen: »Wir danken Ihnen, daß Sie unsere Tiere nicht mit Süßigkeiten gequält haben!« Und was machen die lieben Omas, Tanten, Bekannten mit unseren Kindern?

Wußten Sie, daß neuerdings vielen *Farb-, Geruchs- und Geschmacksstoffen in der Nahrung* (in Süßigkeiten und Eis vor allem) nachgesagt wird, daß sie *mitverantwortlich sind für die außerordentlich zunehmende Nervosität bei Kindern?* Daß man in Amerika allein dadurch die Zappelphilippe ruhiger bekam, daß man sie auf natürliche und fremdstoffarme Ernährung umstellte? Man ließ Farben, Aromastoffe, Spritz- und Düngemittel weitgehend weg und erreichte damit erstaunlicherweise, daß die Kinder ihre Nervosität verloren. Mit Sorge und Grausen denkt man an die farbigen Gummibären, an die knallbunten Lutscher, an die popfarbigen Bonbons, die Kaugummis.

An den Zähnen des Kleinkindes läßt sich übrigens erkennen, ob die Mutter richtig ernährt war oder nicht. Sie bilden sich schon, während das Kind im Mutterleib ist, und sind bei der Geburt noch im

Zahnfleisch verborgen. Wenn sie durchkommen, zeigen sie an, ob das Blut der Mutter dem Kind die geeignete Nahrung zugeführt hat.
In Japan gibt es immer mehr totgeborene Babys mit Deformationen. Das wird auf Röntgenstrahlen und chemische Schadstoffe zurückgeführt, die sich in der Nahrung befinden und aus der verschmutzten Umwelt herrühren.
In Japan verkaufte Lebensmittel enthalten über 300 verschiedene chemische Zusätze ...
Eine Ernährungsbasis für Kinder und insbesondere Schulkinder bildet sicherlich das bekannte *Bircher-Müsli.* Die Kinder halten bis zum Mittagessen gut durch, sie müssen sich in der Schulpause keine Süßigkeiten und Laugenbrezeln kaufen.
Hier das *Original-Rezept:*
1 gestrichener Eßlöffel Haferflocken, mit 3 Eßl. kaltem Wasser einweichen über Nacht; morgens 1 Eßl. Zitronensaft und 1 Eßl. gezukkerte Kondensmilch beifügen. Dann ca. 200 g geriebene Äpfel (Kernhaus entfernen — erst kurz vor dem Essen reiben, sofort unterrühren, damit sich das Apfelfleisch nicht bräunt) und 1 Eßl. geriebene Haselnüsse oder Mandeln über die angerichtete Speise streuen.
Dieses Grundrezept kann natürlich beliebig variiert werden:
Obst je nach Jahreszeit, auch ein Eßl. Honig kann dazugegeben werden, ebenso frischgepreßter Orangensaft, etwas Joghurt oder Rahm.
Wichtig: Es müssen *Vollkorn*-Haferflocken sein.
(Dieser Brei kann auch ein Abendessen sein oder ein »schnelles« Mittagessen.)
Nicht genug kann betont werden: Kinder sollen *mehr Getreide* und *weniger Fleisch/Wurst* bekommen — das wird *die Ernährung der Zukunft* sein!

Warum man Schweinefleisch meiden soll

Der bekannte Arzt Dr. med. Hans-Heinrich Reckeweg hat in einem umfangreichen Aufsatz dargelegt und zusammengefaßt, warum gerade Schweinefleisch eine Belastung und sogar eine Gefahr für die Gesundheit darstellt. Hier sind die wichtigsten Punkte:

1. *Schweinefleisch ist enorm fetthaltig.* Auch das angeblich magere Fleisch enthält noch große Mengen Fett — im Gegensatz zu anderen Fleischsorten. Dies wird z. B. daran ersichtlich, daß auch ein magerer Schweinebraten in der heißen Pfanne sofort Fett freigibt und darin gebraten werden kann.

2. *Schweinefleisch ist außerordentlich cholesterinreich.* Nachdem heute sowieso schon mehr als die Hälfte der Bevölkerung über Vierzig mit zu hohen Blutfetten belastet ist, sollte man es erst doch gar nicht drauf ankommen lassen.

3. *Die schwefelreiche Substanz des Schweinefleisches trägt ganz erheblich zur Aufquellung des menschlichen Bindegewebes bei.* Daraus resultiert die eigenartige »Rubenssche Üppigkeit«, wie sie bei starken Schweinefleischessern immer wieder angetroffen wird. Das Bindegewebe des Menschen saugt wie ein Schwamm Wasser auf, und es kommt zu einer Art kissenartigen Auftreibung. Außerdem führen die erwähnten schwefelreichen Bindegewebssubstanzen (Mukopolysaccharide) zur *Darmfäulnis,* was sich in »*Geruch nach faulen Eiern*« (Schwefelwasserstoff) deutlich zeigt!

4. Jedem Arzt ist hinlänglich bekannt, daß *Furunkel und Karbunkel ebenso wie die Akne* durch Schweinefleisch zumindest stark begünstigt werden und oft erst dann verschwinden, wenn auf den Genuß desselben verzichtet wird. Generell: *Hautkrankheiten und Juckreiz* sind häufig mit Schweinefleischverzehr verbunden. (Schweinefleisch enthält sehr viel Histamin, das unerträgliches Hautjucken hervorrufen kann.)

5. Ein sehr wichtiger toxischer Faktor des Schweinefleisches ist nach Dr. Reckeweg das *Grippe-Virus, welches in den Schweinelungen »übersommert«* und praktisch stets in der Wurst mitverarbeitet wird. Der Mensch nimmt es auf — und im Frühjahr, bei Vitamin- und Sonnenlichtmangel, wird das Virus aktiv.

Wenn also in den mohammedanischen Ländern und bei der jüdischen Bevölkerung aus religiösen Vorschriften der Genuß von Schweinefleisch verboten ist, so kann man vermuten, daß dies auch enorme gesundheitliche Bedeutung hat.
Man sollte darüber nachdenken!

Gesunde Kost für Gesunde

»Eure Nahrungsmittel sollten Heilmittel und eure Heilmittel Nahrungsmittel sein.«

HIPPOKRATES

Einer der weitverbreitetsten und gefährlichsten Irrtümer ist, daß immer gesagt wird, *der Gesunde dürfe alles essen. Das ist falsch!* Warum? Weil sehr vieles von der Zivilisationskost höchst unnatürlich ist und der Mensch es *seit Jahrtausenden nicht gegessen hat,* wie z. B. Eis, Schokolade, Dosengemüse etc. Aus welchem Grund soll also der Gesunde alles essen — so lange, bis er krank ist, um dann eine Diät einzuhalten? Ärzte haben festgestellt, daß *40 % aller Krankheiten ernährungsbedingt sind.* Trotzdem soll paradoxerweise der Gesunde alles essen dürfen — er kann doch voraussehen, daß es dann nur eine Frage der Zeit ist, bis er zu diesen 40 % gehört. Welche Logik, welcher Leichtsinn!

Es muß also eine Kost gefunden werden, die *alle essen dürfen, sollen, eine Normalkost für Gesunde,* eine — wenn das Wort nicht so eine negative Bedeutung bekommen hätte — Diät für Gesunde. Im alten Griechenland hieß Diät Lebensführung — *das Essen kann nur als ein Teil der gesamten Ordnung des Lebens* gesehen werden; als ein äußerst wichtiger allerdings. Bircher-Benner sagte schon 1935: »An die unrationelle Ernährung der zivilisierten Nationen reihen sich als weitere Krankheitsursachen: naturwidrige Tagesordnung, ungenügende Hautpflege und übergroße seelische Beanspruchung. Alle ernsthaften Forscher stellen eine zunehmende Konstitutionsverschlechterung der Kulturmenschheit fest, auf deren Boden die Morbidität, das Siechtum, anwächst.« Und er erkennt zu seiner Zeit bereits klar, daß auf *zwei wesentlichen Ebenen* die Zentren des Lebens geschädigt werden: Durch ungeordnete Triebbefriedigungen, negative Affekte wie Furcht, Angst, Ärger, Haß, die sich mit depressiven Vorstellungen verbünden; und dann durch die qualitativen und quantitativen Schädigungen durch falsche Ernährung, die, nach Bircher-Benners Vorstellung, vor allem die kleinsten Blutgefäße, die Kapillaren, schädigt und zerstört. Er bezeichnet das so

wichtige Kapillarsystem als das »Blumenbeet, auf dem die Organe gedeihen«.
Zuerst Grundlegendes über Grundnahrungsbestandteile:

1. Das Eiweiß

Eiweiß ist durch nichts anderes zu ersetzen, der tagtägliche Zellerneuerungsprozeß funktioniert nur, wenn Eiweiß zugeführt wird. Eiweiß findet sich vorwiegend in Milchprodukten (Milch, Buttermilch, Dickmilch, Quark, Käse), Eiern, Sojaerzeugnissen, Nüssen, Hülsenfrüchten, Hefe, Fleisch und Fisch. In kleineren Mengen ist es auch in Getreide und Kartoffeln enthalten.
Der menschliche Organismus braucht täglich ca. 0,8 g Eiweiß pro kg Körpergewicht, d. h. ein Mensch mit 70 kg braucht ca. 56 g pures Eiweiß. Bei übermäßiger Eiweißzufuhr, vor allem Fleisch, Fisch, Eier (Eiweißmast) oder schlechter Eiweißverdauung kommt es zur *Fäulnisbildung* im Darm und Blähungen, die nach faulen Eiern riechen (Schwefelwasserstoff). Im Augenblick haben *die zivilisierten Länder eine Eiweißüberernährung* (»Steakwelle«, die den Menschen von den Fleischproduzenten und von falschen Diätaposteln eingeredet wurde!), *die Länder der dritten Welt eine katastrophale Eiweißunterernährung (mit verhungernden Kindern)!*
Der schwedische Ernährungslehrer Are Waerland hat ausführlich auf die *Fäulnisbildung einer Überernährung mit Fleisch, Fisch und Ei* hingewiesen. Krebsgefährdete müssen diese tierischen Eiweiße sowieso weitgehend ausschalten, weil die Fermentbildung und die Entgiftung nicht überstrapaziert werden dürfen.

Welches Eiweiß ist am besten verträglich?
Ohne Zweifel das wenig belastende, gesäuerte Milcheiweiß, da es bereits vorverdautes Eiweiß ist: Joghurt, Dickmilch, Quark, Kefir, Buttermilch.

Joghurt: Es sollte einer sein mit *rechtsdrehender Milchsäure,* wie z. B. Sanoghurt. Nach jahrelangem Streit auf diesem Sektor empfiehlt nun die Weltgesundheitsorganisation (WHO) rechtsdrehende Milchsäure, während die linksdrehende für Säuglinge ganz verboten und für Erwachsene eingeschränkt werden soll. Die heute überall angebotenen Fruchtjoghurte, gesüßt und womöglich noch gefärbt, sind also nicht das Richtige.

Quark: *Die mageren Sorten sind zu bevorzugen.*

Ungesäuerte Milch ist schon weniger gut verträglich, eventuell Magermilch. Jene Milch, die heute angeboten wird als wochenlang haltbar, muß abgelehnt werden (das ist wirklich nichts Lebendiges mehr, wenn es pasteurisiert, sterilisiert, homogenisiert ist). Frischmilch, Vorzugsmilch!

Käse: *Magerkäse und Weichkäse sind günstiger als sehr fette Käse und Hartkäse.* Von der Möglichkeit Gebrauch machen, daß es z. B. von der Firma Heirler (Reformhaus) Käsesorten gibt, die chemische Molkereihilfsstoffe nicht enthalten. Mehr als 30 % Fett sollen die Käse nicht enthalten. *Kein Schnittkäse am Abend (zu schwer).*

Sojaprodukte, Sojamehl: *Sind leicht verträglich* und werden in den letzten Jahren immer mehr angeboten. Gut würzen!

Hefeprodukte: Enthalten neben reichlich Eiweiß auch *viel Vitamin B* und sind deshalb eine hervorragende Nahrungsergänzung.

Eier: So frisch wie möglich verwenden — sie dürfen nicht älter als acht Tage sein. Nicht täglich — enthalten zuviel Cholesterin.

Nüsse: Haselnüsse, Mandeln, Cashewnüsse: Relativ schwer, aber für Gesunde eine hervorragende Eiweißquelle.

Hülsenfrüchte: Erbsen, Linsen, Bohnen in getrockneter Form sind zwar schwer verdaulich (blähend), aber für Gesunde durchaus 1—2mal wöchentlich möglich. *Der Darm braucht Zellulose und sog. Ballaststoffe!* Übrigens: Erdnüsse sind Hülsenfrüchte und keine Nüsse! Nur in geringen Mengen (stark säuernd).

Fleisch und Fisch:	Generell weniger als bisher. *Grundsätzlich nichts vom Schwein, grundsätzlich keine Wurst, grundsätzlich keine Masttiere (Ente, Gans, Mastgeflügel).* Mageres Fleisch (an den Cholesterinspiegel denken!).

2. Das Fett

Es sollen nicht mehr als 50 bis 70 g Fett pro Tag gegessen werden. Die Qualität ist entscheidend: Hier darf man nicht sparen. Lieber ein teures, erstklassiges Öl und dafür weniger, als miserable Sparpackungen zu Sonderpreisen! (Übrigens wird selten soviel geschwindelt wie bei Fett/Öl, Wein und Honig: Wenn Sie hier eine saubere Quelle haben, können Sie von Glück sprechen!)
Keine Schlachtfette: Schweine- und Rindsfett sind absolut verpönt; Butter mäßig erlaubt. Die Butter kam in etwas schlechten Ruf — da sind aber nicht in erster Linie Ernährungsfachleute dran schuld, sondern wohl die werberaffinierte Margarineindustrie. Zwar mangelt es der Butter an den erwünschten hochungesättigten Fettsäuren im Gegensatz zu pflanzlichen Ölen, aber mir persönlich ist eine kleine Menge frischer Butter lieber als eine zweitklassige zweifelhafte Margarine. Und ausgerechnet bei der Butter werden die Leute dann pingelig: Haben sie fettes Fleisch und fette Wurst und sonstige versteckte Fette relativ bedenkenlos gegessen, werden sie bei der Butter plötzlich ängstlich. Sie wurde schließlich die Hauptschuldige des etwas unangemessenen Cholesterinrummels der letzten Jahre. Wir haben hier wohl ein typisches Verdrängungsphänomen: Man stürzt sich ängstlich auf ein einziges Nahrungsmittel — und bleibt naiv vielen anderen gefährlichen gegenüber! Also: auch hier die Kirche beim Dorf lassen und nicht drastisch einseitig werden!
Sonnenblumenöl, Maiskeim- und Sojaöl, Olivenöl, Distelöl: Wenn irgend möglich, alles kaltgepreßt (»Kaltgeschlagen«) — weil durch das Erhitzen (Raffinieren) wiederum wertvolle Stoffe zerstört werden.
Als Streichfette sind hochwertige Diätmargarinen und Diätspeisefette zu verwenden wie Eden, Vitaquell, Diäsan etc.
Hochungesättigte Fettsäuren müssen es also sein: Nur sie versorgen die Zelle optimal mit Sauerstoff und *sind sogar cholesterinsenkend.*

Denken Sie aber auch an die *»versteckten Fette«*, die in vielen Nahrungsmitteln enthalten sind (Milch z. B., Eier, Nüsse, Kuchen usw.), und veranschlagen Sie dafür schon ca. 20 g pro Tag — bleiben also 30—50 g nur noch übrig.
Biologisch wertlos werden Fette und Öle durch Erhitzen — das ist ein wichtiger Grundsatz. Erhitzte Öle und Fette sind samt und sonders schwerverdaulich, gallensteinbildend und machen fett! (Sie bleiben sozusagen im Körper liegen.)
Im Ausland wird viel mit Öl zubereitet — das wäre für die deutsche Hausfrau eine Umstellung. 2 Eßlöffel Öl sind etwa 30 g — und das Wichtigste: *Das nichterhitzte Öl soll den fertigen Speisen zugegeben werden.*

3. Kohlenhydrate

Kohlenhydrate sind wie die Fette in den letzten Jahren in Verruf gekommen: Das liegt aber nicht an den Kohlenhydraten, sondern an der merkwürdigen Eigenschaft des Menschen, die Dinge zu verstümmeln. Mit dem Kunstprodukt Zucker fing es an — und bis vor wenigen Jahren noch durfte die Zuckerindustrie ungestraft mit dem Slogan werben: »Zucker zaubert« (man könnte boshaft dazu sagen: ja — die Zähne aus dem Mund!). Dazu kamen: Schokolade, Pralinen, Eis, Bonbons. Glauben Sie, Sie könnten sich der Süßigkeits-Tyrannei widersetzen? Versuchen Sie mal, dem schreienden Kind kein Eis zu kaufen, wenn alle Kinder lutschen.

Mißverständnis: nicht Brot und Kartoffeln sind schuld, daß viele Menschen dick sind, sondern die falsche Gewohnheit von Kindheit an, Süßigkeiten zu essen, zuviel zu essen und sich zu wenig zu bewegen! Man weiß heute eindeutig, daß Fett- und Mastzellen im Säuglingsalter und Kleinkindalter bereits angelegt werden und später kaum mehr abgebaut werden können. Darum nützen dann im Erwachsenenalter selbst harte Abmagerungskuren so wenig, weil in der Kindheit schon alles in der Ernährung falsch läuft!

Was sind Kohlenhydrate eigentlich? Sie sind enthalten im Getreide und in Getreideprodukten, im Obst und Gemüse, Kartoffeln und Salaten, Honig.
Der Ernährungsforscher Kollath, von dem leider nicht mehr als die »Kollath-Flocken« bekannt sind, hat gesagt, daß *das Getreide die Grundlage der menschlichen Ernährung war und sein sollte.* Wie recht er hat! *Nur ein völliges Ignorieren aller Tatbestände kann die momentan katastrophale Zivilisationskost als normal ansehen.* Nie wurde z. B. soviel Fleisch und Wurst gegessen, von dem künstlichen süßen Plunder ganz abgesehen. Der Getreidebrei war noch in meiner Kindheit (bis vor dem 2. Weltkrieg) in der Ernährung einfacher Leute auf dem bayerischen Land eine Basis. Fleisch am Sonntag — das war die Regel, die ich selbst noch kennenlernte. Süßigkeiten an hohen Feiertagen, an Weihnachten.
Mißverständnis: Abmagerungskuren nutzen meistens nicht viel, sondern schaden oft enorm. So einfach ist es eben nicht: 50 Jahre falsch drauflosessen, dann 4 Wochen »Diät« halten — und nach 10 Pfund Gewichtsverlust meinen, jetzt könne man wieder — das funktioniert eben nicht. *Diät muß lebenslänglich gehalten werden* — wenn man das Wort mit dem zweifelhaften Beigeschmack überhaupt noch verwenden will. Besser ausgedrückt: *Eine gesunde Kost braucht der Mensch sein ganzes Leben lang! Und wenn Sie früher nicht die Möglichkeit hatten: Stellen Sie sich heute noch um.* Viele haben in der Lebensmitte und sogar im Alter durch radikale Änderung schlechter Essensgewohnheiten wahre Wunder bewirken können für ihre Gesundheit. Im übrigen stellt man sich mit zunehmendem Alter meist ganz von selbst und automatisch auf eine relativ gesündere Kost und Lebensweise um — weil man das frühere und normale und anscheinend doch nicht ganz so gesunde Essen einfach nicht mehr verträgt! *Aber ist es nicht doch immer wieder paradox, daß man erst durch Krankheit, Leiden, Vitalitätsverlust und viel Sorgen zur Vernunft, zur Einsicht, zur Änderung kommt?* Scheint es nicht angebracht, den Verstand *vorher* zu benützen?
Haferbrei, Weizenbrei, Waerland-Kruska, Vierkornbrei, Müsli: Was wäre das für ein Frühstück für Büroleute und Schulkinder, auch für Hausfrauen, die sich damit das Zwischenrein-Essen sparen könnten. Dreimal darf man raten, was sich Kinder mit falschen Ernährungssitten mit dem Pausengeld wohl kaufen: Sie morgens mit

einem handfesten Brei zu sättigen — auf diese Lösung sollte man kommen!

Vollkornbrot — wer hat uns nur eingeredet, daß Weißbrot überhaupt schmeckt? Es gibt heute ein so großes Angebot an Brot aus ganzem Korn, daß jeder für sich das Richtige finden kann. *Und auch hier bedenke man wieder: Was man nie oder nur selten ißt, kann man nicht gut vertragen.* Alles ist Training. Wenn nicht jemand krank im Verdauungssystem ist, wird er Vollkornprodukte mit etwas Übung vertragen: Das Verdauungssaftsystem stellt sich mit seiner Fermentproduktion darauf ein! Eventuell Knäckebrot, Vollkornzwieback.

Zucker und Traubenzucker sind verpönt. Erlaubt ist Fruchtzucker in kleineren Mengen (kristallin oder als Laevoral). *Milchzucker ist ebenfalls erlaubt,* ja sogar wegen seiner günstigen Wirkung auf die Darmflora erwünscht, nur süßt er nicht.

Das Verlangen nach Süßigkeiten muß also gestillt werden mit *süßen Früchten, auch Trockenobst eignet sich hier hervorragend. Honig ist besonders in aufgelöster Form gut bekömmlich.*

Sowohl bei Obst als auch bei Gemüse wäre es außerordentlich wünschenswert, wenn man es aus biologischem Anbau, d. h. ohne die üblichen Spritz- und Düngemittel, bekäme.

Rohkost täglich! Das ist eine unabdingbare Forderung. Eine saftige große Schüssel gemischten Salats täglich in ständigen Variationen. Nach Möglichkeit aber *Obst und Gemüse nicht während derselben Mahlzeit, das paßt nicht so gut zusammen,* weil der Organismus nur schwer gleichzeitig die Fermente zur Verdauung des einen und des anderen produzieren kann.

Über Vitamine und Mineralstoffe muß man gar nicht viel sagen: Wer die vorher gegebenen Ratschläge praktiziert, braucht sich im allgemeinen keine Sorgen über Mangel an Vitamin- und Mineralstoffen zu machen. Deren besondere Zufuhr wird bei sonst einigermaßen Gesunden (Kranke sind in einem Ausnahmezustand) erst dann nötig, wenn die Nahrungsmittel fahrlässig verändert werden. (Ein Beispiel, das einer gewissen Tragikomik nicht entbehrt, ist der Umstand, daß man beim Ausmahlen von Getreide so gründlich vorgeht, daß auch kein Restchen der vitamin-B-haltigen Schale enthalten ist. Der Vitamin-B-Komplex wird statt dessen am laufenden Band in der Praxis intramuskulär gespritzt, weil eine Menge Menschen Vitamin-B-Mangelzustände haben. Paradoxerweise nimmt der Mensch dann lieber Vitaminpillen oder -spritzen, statt die Nahrungsganzheit. Groteske Formen nimmt das dann in Indien an, wo die Menschen sowieso sehr wenig zu essen haben: Der Reis wird geschält, dadurch entwertet und somit die Unterernährung noch drastischer. In Italien habe ich dann erlebt, daß die Bevölkerung geradezu vitamin-hysterisch ist: Alle wollen sie Vitaminspritzen; der Hinweis auf Vollkornbrot nutzt nichts, weil es dort keines gibt. Es sei denn, man ist in einem Touristenort: Dort kann man »pane tedesco« verlangen, und man bekommt tatsächlich stanniolabgepackte Vollkornschnitten — aus Deutschland importiert. Das landesübliche »pane integrale« ist nur dem Namen nach etwas Ganzes — es ist ein Mischbrot.)

Was man nicht essen sollte

1. *Eiweißhaltige Nahrungsmittel*

   a) *Tierisches Eiweiß*
   Schweinefleisch, gekochten Schinken, Schweineleber.
   Jedes Fleisch von Masttieren: Mastochsen, Gänse, Enten, Aale, Gänseleber, Rindsleber.
   Jedes geräucherte und gepökelte Fleisch.
   Alle Innereien außer Kalbsleber.
   Jeder fette Fisch wie Aal, Karpfen.
   Jede Wurst.
   Delikatessen wie: Krabben und Hummer aus Dosen, überhaupt keine Fischkonserven (Ölsardinen, Thunfisch, Marinaden, Rollmöpse), Fleischsalate aus Dosen (Corned beef).

   b) *Milchprodukte, Käse, Eier*
   Kondensmilch, Lagerhauseier.

2. *Kohlenhydrathaltige Nahrungsmittel — Stärke und Zucker*
   Alle aus weißem Mehl hergestellten Erzeugnisse, wie z. B. Weiß-

brot, Brötchen, Kuchen; alle Teigwaen, die nicht aus dem vollen Korn hergestellt sind.
Alles gespritzte und konservierte Obst sollte nach Möglichkeit gemieden werden; Citrusfrüchte (Orangen, Zitronen, Grapefruits) sollten nur ausnahmsweise gegessen werden wegen der Säure; keine Obstkonserven; alle mit weißem oder braunem Zucker gesüßten Obstsäfte.
Alles stark chemisch gedüngte oder gespritzte Gemüse, unreifes Gemüse, Konservengemüse, nicht biologisch gezogene Kartoffeln.
Marmeladen und Gelees, soweit sie mit weißem oder braunem (statt mit Fruchtzucker) gesüßt sind.
Weißen Zucker natürlich ebenso wie braunen, Traubenzucker (wie z. B. Dextropur), Malzzucker.
Alle Gebäcke und Konditoreiwaren, Speiseeis, gesüßte Limonaden, Schokolade, Nougat, Bonbons, Pralinen.

3. *Fette und fetthaltige Nahrungsmittel*
Gehärtete Fette, auch wenn sie pflanzlicher Art sind (Kokos- und Erdnußfett z. B.); jedes raffinierte Öl, erhitztes Öl; Schweinefett, Hammelfett, Gänsefett, Rindertalg, jedes erhitzte Fett.

4. *Gewürze, Genußmittel, Getränke*
Essigessenzen, Schnaps, Likör, Kaffee und schwarzer Tee im Übermaß.

Empfohlen werden kann

An Fleisch am ehesten noch Rind- und Kalbfleisch (obwohl besonders letzteres mit Hormonen und Penicillinen behandelt sein kann), Geflügel — soweit es nicht von Geflügelfabriken stammt, Schaffleisch, Wild.

An Fisch: Magerer Seefisch, Heilbutt, Lachs, Seezunge, Scholle, Steinbutt, Schellfisch, Goldbarsch, Kabeljau, Bachforellen, frischer Hummer und Krebse.

Vorzugsmilch, Magermilch, Buttermilch, Kefir, Sanoghurt, Magermilchpulver als Speisenzugabe (Eiweiß ohne Fett!), *Quark* in jeder Form.

Magere Käse (möglichst nicht über 30 % Fett), Weichkäse sind besser verträglich als Hartkäse.

Nüsse, Mandeln, Sojamehl, Sojapräparate, soweit verträglich *Hülsenfrüchte.*

Bierhefe, Hefeextrakte, Hefepulver und -flocken.

Vollkorn und alle Vollkornprodukte, Knäckebrot, Soja-Teigwaren, Weizenkeimnudeln, ungeschälter Reis, Vollschrotmehl aus Hafer, Weizen, Gerste, Hirse, Roggen, Grünkern, Buchweizen, Sojamehl.

Obst aus biologischem Anbau, mindestens aber frei von chemischen Rückständen, frische und reife Wildfrüchte wie Heidelbeeren, Brombeeren, Sanddorn, Hagebutten.

Gemüsesäfte.

Rohes Sauerkraut.

Alle Gewürze (mit Ausnahme von Salz: hier sehr sparsam, und wenn, dann Voll- oder Meersalz).

Von großer Wichtigkeit ist das Säure-Basen-Gleichgewicht der Nahrung. Unsere Nahrungsmittel können wir in drei Hauptgruppen aufteilen:

1. Säurespender oder -bildner
2. Basenspender oder -bildner
3. Nahrung im ungefähren Säure-Basen-Gleichgewicht

Bei der heutigen Volksernährung, leider aber auch bei der üblichen Krankenernährung, ist dieses *Gleichgewicht empfindlich gestört,* da die meistgebrauchten Nahrungsmittel auf den Organismus *säuernd* wirken. (Die gefährlichsten »Basenräuber« unserer Ernährung sind: Weißer Zucker, Weißmehl und dessen Produkte, gehärtete und raffinierte Fette.)
Es gilt aber nach wie vor das Wort von dem bekannten Naturheilkundigen Josef Angerer (München), daß die Nahrung im Säure-Basen-Gleichgewicht sein soll und *ab dem 40. Lebensjahr der Mensch sich vorwiegend basisch ernähren muß.*

Die basenüberschüssigen Nahrungsmittel enthalten die sog. Mineralbasen. Das sind Sauerstoffverbindungen (Oxyde) verschiedener Elemente (Metalle) z. B. Aluminium, Eisen, Kalium, Kalzium, Kupfer, Magnesium, Natrium u. a. Ißt ein Mensch z. B. eine bedeutend größere Menge von Fleisch, Eiern, Käse oder anderen säurespendenden Nahrungsmitteln, als der Körper benötigt, so können die überschüssigen Säuren, die aus dem Eiweißabbau entstanden sind, ausgeschieden werden entweder durch

a) Neutralisation mit den Basen, die in der Zusatznahrung vorhanden waren (Obst, Salat, Milch, Kartoffeln, Gemüse) oder
b) durch Verbindung mit Basen, die der Körper von früheren Mahlzeiten als Reserve im Blut hat, oder endlich
c) durch Entzug von Basen aus Geweben, Organen, Knochen und Zähnen (z. B. Kalk).

Sind alle Basenvorräte erschöpft, so bleiben die Säuren zwangsläufig im Blut, bis durch neue Basenzufuhr die Neutralisation wieder möglich wird. Ist aber eine Ernährung über einen langen Zeitraum mehr oder weniger stark säureüberschüssig, kommt es zu einer Fülle von dafür typischen Krankheiten: Rheuma, Nervenentzündungen, Steinbildung in Gallenblase und Niere-Blase, Zuckerkrankheit, hoher Blutdruck, Zahnkrankheiten u. a.

Die wichtigsten vorwiegend basischen Nahrungsmittel sind:
Obst und frischgepreßte Obstsäfte, Blattgemüse, Wurzelgemüse, Gemüsefrüchte, Stengelgemüse (außer Spargel), Zwiebeln, Knoblauch, Kartoffeln, Kastanien, rohe Milch, Joghurt, Rahm, Sojabohne und deren Produkte, Gemüsebrühe, Eigelb, Gewürzkräuter.

Die wichtigsten vorwiegend säuernden Nahrungsmittel sind:

1. *Säurespender:* Fleisch, Fische, Geflügel, Wild, Würste, Innereien (Leber, Nieren), von Eiern das Eiweiß, Käse (scharfer mehr als milder), Hülsenfrüchte (Erbsen, Linsen, Bohnen, besonders getrocknet), Spargel, Artischocken, Rosenkohl, Erdnüsse (sind ja eigentlich Hülsenfrüchte!)

2. *Säurebildner:* Weißer Zucker, Weißmehl und seine Produkte (Weißbrot, Zwieback, Feingebäck, Teigwaren, Weizengrieß), Öle

und Fett, besonders wenn gehärtet oder raffiniert, Genußmittel wie Kaffee, Schwarzer Tee, Schokolade, Alkohol.

Im ungefähren Säure-Basen-Gleichgewicht stehen:
Nüsse (frisch geerntete), frische Hülsenfrüchte mit der Schale (grüne Bohnen, Zuckererbsen etc.), Hirse und deren Produkte, Vollkornbrot und Vollkorngetreide, Vollkornteigwaren, Weizenkeime, frische Butter.

Wie ernähren sich andere Völker?

Von den Hunzas, in einem Winkel zwischen Kaschmir und Afghanistan auf Höhen zwischen 1500 und 2500 m lebend, sagt man, daß sie das gesündeste Volk der Welt seien. Ihr karges Leben in Bergabgeschiedenheit hält sie zu reichlich Arbeit und kärglicher Ernährung an: Sie leben hauptsächlich von Obst (getrocknete Aprikosen) und Vollkornbrot. Fleisch und Wein genießen sie nur im Winter und bei Festlichkeiten. Wild ist selten. Der Frühling, wenn die Vorräte schwinden, ist oft eine recht harte Fastenzeit. Kartoffeln und Milch, etwas Gemüse. Das Vollkornbrot ist ein Fladenbrot, ganz ähnlich dem, das in Südtirol gebacken wird.
Überhaupt ist man erstaunt, wie sich die Lebensgewohnheiten an den verschiedensten Punkten der Erde ähneln. *In Afghanistan* essen die Bergbauern ebenfalls Fladenbrot, dazu Sauermilch, Butter, gedörrte Aprikosen, Erbsen, selten Fleisch; sie trinken dazu Tee mit Zucker oder Salz. Bei den Kurden, einem Hirtenvolk des Irak, Iran und der Türkei, ist Milch das Hauptnahrungsmittel. Die kargen Berghänge — oft mit Terrassenkulturen bebaut — geben nicht viel her: Kartoffeln, Getreide, Früchte und etwas Gemüse. Das Fleisch ihrer Schaf- und Ziegenherden essen sie nicht zu oft. Schließlich leben sie von der Wolle der Tiere.
Einfaches Essen, eine Art *gesunde Arme-Leute-Kost,* kann man noch *in Südtirol* finden — allerdings auch nur noch bei wenigen abgeschiedenen Bergbauern. Das Getreide steht im Mittelpunkt. Zum Frühstück gibt es »Plentenmus«, das ist ein mit Buchweizenmehl und Milch eingekochter Brei. Im Herbst wird dieser mit Holundermarmelade gesüßt. Eine Ausnahme bildet lediglich der Sonntag, an dem morgens der Rest der »Krapfen« vom Samstagabend verzehrt wird. Dazu gekochte Milch. Das Mittagessen besteht montags, dienstags und donnerstags aus »Plentenknödeln« — also wiederum mit Buchweizen, dazu im Winter Kraut, im Sommer Salat. Weizenknödel gibt es dann am Mittwoch und Samstag — wobei die Beilagen die gleichen sind. Nur an Sonn- und Feiertagen kommt Fleisch auf den Tisch, dazu geröstete Kartoffeln. Vorher eine Fleischsuppe mit

Nudeln. An den Freitagen gibt es Gebackenes: »Kartoffelblatteln« mit Kraut, »Schmarrn« oder »Tirtln« (Teig mit Spinat- oder Krautfüllung). Am Samstagabend Krapfen mit Preisel- oder Himbeermarmelade gefüllt. An Zwischenmahlzeiten je nach Arbeit: Brennsuppe mit Brotbrocken und heißen Kartoffeln, Speck und hartes Fladenbrot, »Lebs«, d. i. ein mit Wasser und Zucker verlängerter Wein. Obst und Gemüse, also Frischkost, kommen zu kurz. Das sonst naturnahe Leben mit viel körperlicher Arbeit und das seelische Gleichgewicht scheinen diesen Mangel zu kompensieren.

Um noch bei anderen Völkern zu bleiben:

In Äthiopien ist das Hauptgericht das Teff: Es besteht aus einem Bohnenbrei, darauf kommt leicht in Butter geröstete Zwiebel, etwas Knoblauch, rohe Tomaten und Paprikaschoten kleingeschnitten, ein großer Löffel saure Milch (oder, wenn nicht zur Hand, ein Löffel Speiseöl) und Paprikapulver. Das wird täglich gegessen.
Getreide und Getreidebrei müssen wieder die Ernährungsgrundwerden! Hafer-, Hirse-, Buchweizen-, Mais- und Weizenbrei! Immer das ganze, ungeschälte Korn verwenden!

Zur Abwechslung ein Aufbau- und Regenerationsfrühstück nach H. Pumpe:

2 Eßlöffel Topfen (Quark, mager),
2 Eßlöffel Vollkornhaferflocken,
2 Eßlöffel Weizenkleie »Dr. Grandel«,
1 Eßlöffel Vitaminöl »Dr. Grandel«,
1 Eßlöffel frischgemahlene Nüsse (keine Erdnüsse),
1 Teelöffel Honig.

Alles gut mischen. Es kann zugesetzt werden: Milch, Buttermilch, Fruchtsaft, Süßmost, alles Obst, frisch gerieben, auch Trockenobst (Feigen, Datteln, Bananen, Weinbeeren, Rosinen, Korinthen, Zwetschgen etc.).
Das Frühstück darf angewärmt, jedoch nicht erhitzt werden.

Man muß sich auch vergegenwärtigen, daß bei den meisten Völkern, und früher auch bei uns, die Alltagskost sehr bescheiden, einfach und vor allem gesund war. Nur an Festtagen war es seit eh und je Brauch, mehr und etwas Besonderes zu essen und zu trinken. Wenn man so will, haben wir heute tagtäglich Festtagskost, und der moderne Mensch lacht auch über die religiösen Fastengebote und -zeiten. Ernährungsforscher bezweifeln aber heute keineswegs, daß diese Vorschriften einen ganz realen und gesundheitspolitischen Hintergrund hatten. Sollen wir uns gar wieder an das Goethe-Wort von »sauere Wochen, frohe Feste« erinnern? Sollten wir an manchen Tagen bewußt einfach und bescheiden essen, um das Besondere wieder schätzen zu lernen?
Die Unzufriedenheit von uns allen scheint zuzunehmen, kaum ein Wort wird häufiger gebraucht als das von der Frustration. Sind wir »frustriert«, weil wir alles haben?
Fragen, nichts als Fragen. Betrachten wir es schließlich noch ein bißchen heiter und beachten wir die ironischen Ratschläge der früheren Bundesgesundheitsministerin Katharina Focke, die sie uns zum *Festefeiern* gibt:

1. **Essen Sie, bis Sie platzen, vor allem möglichst fettreich.**
2. **Stopfen Sie Ihre Kinder ohne Unterbrechung mit Süßigkeiten voll.**
3. **Nötigen Sie alle Familienmitglieder zu ständigem und reichlichem Alkoholgenuß.**
4. **Rauchen Sie, was das Zeug hält.**
5. **Meiden Sie während der Feiertage jede überflüssige Bewegung, vor allem in frischer Luft.**

Ein köstliches Gericht

Da der Verfasser ein Bayer ist, darf er vielleicht am ehesten dieses Respektlose sagen: Nämlich, daß im allgemeinen die bayerische Küche keine besonders gesunde Küche ist. Knödel, Schweinshaxen, fetter Pressack, dicke Suppen, Frühstück mit Semmeln und Weißbrot, dreimal aufgewärmtes Sauerkraut (weil es dann am besten schmeckt), viel cholesterinreiche Eier, schwerverdauliche Mehlspeisen, mit Chemikalien und Hormonen durchsetzte Würste aller Art: Ja — damit mag unserer zunehmenden Verfettung gedient sein, der Mineral- und Vitaminbedarf wird schwerlich gedeckt.

Da sei nun an *ein schlesisches Gericht* erinnert, das mehrere gesunde Faktoren enthält, an das *Quark-Leinölgericht.* (Und da es jedem Bayern von vorneherein schon ein Greuel sein muß, das Wort »Quark« zu hören, nennt er es Topfen — was das gleiche ist!) Diese *Eiweiß-Öl-Speise* ist in vielfacher Hinsicht geeignet, unsere Mangelkost auszugleichen:

1. Quark enthält sehr viel Eiweiß, das besonders für Menschen in der zweiten Lebenshälfte als *Zellbaustoff* unentbehrlich ist.
2. Er enthält schwefelhaltige Eiweißverbindungen, die für die *Zellatmung* von Bedeutung sind und sogar im Krebsproblem eine Rolle spielen.
3. Leinöl, wenn es kaltgepreßt (»kaltgeschlagen«) ist — und das ist entscheidend! — enthält wie das Distel-, Sonnenblumen-, Mohn-, Mais- und Nußöl sogenannte hochungesättigte Fettsäuren (Linolsäuren), die die Cholesterinablagerungen an den Blutgefäßen verhindern, damit einen *Schutz vor »Verkalkung« und Herzinfarkt* bieten.

Nun zur Zubereitung: Für eine Person sind etwa 100 Gramm Magerquark, 40 g Leinöl und 25 g Milch nötig. Alles gut verrühren (vielleicht mit einem Sahneschläger mit Handbedienung). Den Geschmack kann man sich wählen und ständig anders machen:
süßlich mit Honig, Ingwer, Zimt, Anis, Fenchel, Vanille, Zitrone oder Orange. Am besten mit der Jahreszeit entsprechenden Früch-

ten: Himbeer, Erdbeer, Heidelbeer — oder auch Ananas, Datteln, Rosinen.
Oder *pikant:* Mit Schnittlauch und kleingehackten Zwiebeln, allen Gartengewürzen (Petersilie, Dill, Majoran, Zitronenmelisse, Borretsch, auch eventuell Knoblauch), mit Kräuter- oder Selleriesalz! Das gibt einen leckeren Brotaufstrich, und Kinder essen solche Sachen gern. Paprika- oder Currypulver, Radieschenscheiben — da kann man seine Fantasie glänzen lassen. Mir selbst schmeckt es am besten mit warmen Kartoffeln (Pellkartoffeln). Das ist eine ausgewachsene Mahlzeit. Also: Heraus aus dem eingetretenen Trott der Eßgewohnheiten. Heute muß man sich umstellen — wenn die Gesundheit gerettet werden soll!

Gesundes Essen, das auch schmeckt, ist ohne die Kunst des Würzens unmöglich. Deshalb möchte ich ausführlich auf einige wichtige Pflanzen eingehen und überschreibe den Abschnitt:

Über die Gewürze: Arznei und Nahrung

»In der Nahrung ist ein Heilmittel gegeben.«
ARETAINOS

Hippokrates und nach ihm Paracelsus wollten, *daß die Nahrungsmittel Heilmittel und die Heilmittel Nahrungsmittel seien.* Die primitiven Eingeborenen auf Neuguinea benützen Gewürze ebenso wie die besten Köche in einem chinesischen Luxusrestaurant. Normalerweise gibt es auf der ganzen Welt keine Nahrung, die nach nichts schmeckt: Das bewirken die Gewürze.

Cicero sagte vor nahezu zweitausend Jahren: »Sed ego diaeta curare incipio, chirurgiae taedet.« Zu deutsch: »Ich will jetzt durch diätetische Mittel Hilfe haben, die chirurgischen Maßnahmen habe ich satt.« Zur Zeit Ciceros genossen allerdings die Diätetiker unter den Ärzten größeren Ruf als die Chirurgen, die immer Ärzte zweiter Klasse waren. Heute ist es gerade umgekehrt.

Ja, heute: Große Mengen von Enzympräparaten werden hergestellt und geschluckt, Diäten werden verordnet und verleiden vielen Menschen das Essen — um nicht zu sagen: die Lebensfreude. Die Einheit Nahrung und Heil ist verlorengegangen. Es ist üblich geworden, daß entweder etwas »sündhaft gut« schmeckt — und gerade dann meistens vom Behandler verboten werden muß, oder es ist »gesund« — und schmeckt dann katastrophal bzw. »nach gar nichts«. Die Frage, ob das so sein muß, liegt auf der Hand.

Die Zahl der Patienten mit Magendruck, Völlegefühl, Blähungen, Gallebeschwerden und Stuhlverstopfung ist Legion. Ein Ausweg? Ja, ein Ausweg, jedoch kein Patentmittel — denn Substitutionsbehandlung wird genug getrieben —, aber einem Großteil dieser Patienten könnte entscheidende Hilfe durch die *gezielte* Anwendung der *Gewürze* gebracht werden, jenem eigenartigen Geschenk der

Natur, von dem man nicht weiß, ob man es noch Nahrung oder schon Arznei — oder gar beides — nennen soll.
Und wenn in neuester Zeit Prof. H. Glatzel vom Max-Planck-Institut für Ernährungsphysiologie auf die »biologischen Wirkkräfte der Gewürze« hinweist, so mag dies ein Auftakt dafür sein, daß das »Aschenbrödel Würzstoff« wieder in »die gute Stube« kommt!
Der Münchner Heilpraktiker Josef Angerer weist seit Jahren auf die arzneilichen Eigenschaften der Küchenkräuter (Steuerung der Regulationsvorgänge im Verdauungsablauf) hin, und mein Lehrer Heinrich Pumpe trennte die ausgesprochenen Arzneipflanzen nicht von den Gewürzpflanzen.
Der Therapeut kann in der Sprechstunde nur den Anstoß geben, die Hausfrau muß es in der Küche verwirklichen: Die Synthese zwischen Nahrung und Arznei soll wieder hergestellt werden.

1. Anis — Pimpinella anisum

Stammt aus dem östlichen Mittelmeergebiet, heute sind Spanien und auch Rußland mit ihren regenlosen langen Sommern die hauptsächlichsten Anbaugebiete.
Der Anis enthält 2—3 % eines schweren, leicht erstarrenden ätherischen Öls (Anethol) — das Anisöl, welches seit langem gebraucht wird als auswurfförderndes Mittel (Anisbonbons, die auf Jahrmärkten angeboten werden!). Ferner ist Anis appetitweckend, blähungswidrig, krampflösend. Als solcher ist er Bestandteil des sogenannten »Vier-Winde-Tees«. Es gilt auch als milchbildend.
Wer würde aber nicht auch die leckeren Anisplätzchen kennen, dieses würzige Festgebäck, dessen Duft die ganze kindliche Vorweihnachtsfreude wieder wachruft? Auch die rohen, geriebenen Möhren schmecken gut, wenn man sie mit Anispulver bestreut, ebenso der Rote-Rüben-Salat.

2. Basilikum — Ocimum basilicum

Auch Königskraut genannt, woraus man vielleicht das Ansehen, welches diese Pflanze genoß, ersehen mag; es stammt aus Indien

und war bereits im Mittelalter bei uns ein sehr geschätztes Gewürz. Die Blätter enthalten ein ätherisches Öl und riechen säuerlich-aromatisch — sie müssen wegen des Riechstoffverlustes gut verschlossen aufbewahrt werden. Aus dem Arzneischatz ist diese Pflanze nahezu ganz verschwunden, wurde aber früher als milchtreibend ebenso geschätzt wie in der Anwendung bei katarrhalischen Erkrankungen und Schleimhautentzündungen der Nieren-Harn-Wege.
In seiner Gewürzeigenschaft ist das Basilienkraut nach wie vor in einem hohen Kurse und findet Verwendung zu Salaten, Suppen, Braten, Fleisch- und Fischspeisen.

3. Bärlauch — Allium ursinum

Der Bruder des Knoblauchs, der bei uns in Laubwäldern mit seinen maiglöckchenartigen Blättern ganze Flächen ausmacht und z. B. im Frühjahr im Englischen Garten in München — dem Dorado der Spaziergänger — wegen seines unverkennbaren Geruchs für manchen Anlaß zum Nasenrümpfen ist!
Als Lauch-(Zwiebel-)Gewächs enthält er ein Knoblauchöl mit Venylsulfid. Besondere Hervorhebung verdient der hohe Vitamin-C-Gehalt der frischen grünen Blätter, die ausschließlich auch Verwendung finden — es ist eine der wenigen Pflanzen, deren Anwendung nur in frischem Zustand wirksam ist.
In der Volksmedizin gilt der Bärlauch als blutreinigend, wird gern benützt bei chronischen Hautkrankheiten.
Die grünen Blätter — nur eines oder zwei — sind als appetitanregend, verdauungsfördernd, wurmtreibend empfohlen. Kräuterexperte Heinrich Pumpe erklärte den Bärlauch in seiner Wirkung dem Knoblauch sogar überlegen, und er ist ein fester Bestandteil der nach ihm duchgeführten Wildkräuter-Frischpreß-Saftkuren.
Die erfahrene Hausfrau nimmt im Frühjahr ein Blättchen und reibt damit die Salatschüssel aus, mit dem Erfolg, daß der Salat pikanter schmeckt, ohne daß man selbst nach Knoblauch riecht.

4. Beifuß — Artemisia vulgaris

Wer würde ihn nicht kennen, diesen an Schuttplätzen, Ruinenecken, Wegrändern, Zäunen und Ufern staudenartig auftretenden Verwandten des Wermuts? Eines jener vielbeschimpften Unkräuter — die nichtsdestoweniger doch große Heil- und Gewürzpflanzen sind!
Inulin, Gerbstoff und ein cineolhaltiges ätherisches Öl hat die neuere Pharmakologie neben Harzen und Bitterstoffen hier zutage gefördert — die Alten wußten nichts davon, was sie nicht hinderte, den Beifuß als Magenmittel bei Übersäuerung mit Sodbrennen und Krämpfen der Verdauungsorgane anzuwenden.
Wenn man in der Küche von Beifuß spricht, dann meistens in Verbindung mit dem Enten- und Gänsebraten, vielfach ist er auch eines jener Kräuter, die der Füllung dieser Braten beigegeben werden. Aber sicher nicht nur geschmackshalber, sondern instinktiv auch wegen der Verdauungshilfe, die der Beifuß bei dergleichen fetten Speisen leistet, die man eigentlich besser nicht ißt.

5. Bohnenkraut — Satureja hortensis

Auch heute noch in vielen Gärten zu finden — wie schon zur Zeit Karls des Großen (742—814) als Kulturpflanze erwähnt. Ätherische Öle und Gerbstoffe führen zu einer appetitanregenden und krampflösenden Wirkung. Jedoch weniger in der Medizin als vielmehr in der Küche bei Bohnengerichten und Kartoffelspeisen beliebt. Auch Würsten wird es vielfach beigegeben.
Wir haben hier ein vortreffliches Beispiel, daß ein an sich nicht sehr gut verträgliches Gemüse wie Bohnen (und Hülsenfrüchte allgemein — viele Menschen klagen nach deren Genuß über Blähungen) durch Beigabe des »spezifischen« Gewürzes eine eindeutig bessere Verträglichkeit zeigt. Es dürfte sich um eine fermentative Hilfe handeln, d. h., das Bohnenkraut steuert jene Stoffe bei, die zur besseren Verdauung der Bohnen nötig sind.

6. Borretsch — Borago officinalis

»Io Borrago — gaudia semper ago« — aus dem Lateinischen sinngemäß übersetzt: »Ich, der Borretsch, bringe immer Freude!« Die Pflanze stammt aus dem Mittelmeergebiet, hat sich bei uns aber so eingebürgert, daß sie zuweilen aus den Gärten ausbricht und üppig auf Schutthaufen — mit lieben blauen Blüten — wuchert.
Schleimstoffe, Gerbstoffe, Saponine, Kieselsäure, apfelsaurer Kalk und Kaliumnitrat wäre die Wirkstoffanalyse; Schleimhautentzündungen, Venenentzündungen und Anregung der Wasserausscheidung der Einsatz.
Doch ist auch die Anwendung des Borretsch in der Medizin gering gegenüber seinem Gebrauch als Gurkenkraut in der Küche. Es dürfte für ihn dasselbe gelten wie für das Bohnenkraut: »gurkenspezifische« Fermenthilfe. Denn daß auch die an sich so wertvolle Gurke als Nahrungsmittel ein Problem ist, weiß der Praktiker. Mit Borretsch und Dill ist erfahrungsgemäß der erfrischend-kühle Gurkensalat besser verdaulich.

7. Dill — Anethum graveolens

Gottlob noch in den meisten Kräuterecken der Schrebergärten — eine aus dem Orient stammende Würz- und Arzneipflanze, die ätherische Öle, Carvon, Terpen und Phellandren enthält.
Dem Dill werden milchfördernde, krampfstillende und blähungstreibende Wirkung wie vielen Doldenblütlern (Anis, Kümmel, Fenchel) zugeschrieben, bei Gebärmutterbeschwerden soll er schmerzstillend sein. Getrocknet und frisch wird er in der Ernährung neben dem Borretsch — wie gesagt — zu den Gurken verwendet, vor allem zum Einmachen der Gewürz- und Essiggurken.

8. Dost — Origanum vulgare

Den »bäuerlichen Verwandten« des Majorans könnte man den wildwachsenden, ja selbst die rauhe Alpenluft nicht scheuenden Dost nennen — leider aber ein gänzlich vergessener Verwandter! Früher

geschätzt bei Regelstörungen, Onanie und übermäßigem Geschlechtstrieb ebenso wie bei Nasenschleimhautentzündungen, Stockschnupfen und Polypen (der Zusammenhang Sexualorgane — Nasenschleimhaut ist in neuerer Zeit mehrfach untersucht und bewiesen worden).
In der Küche ist er ein feines und sehr mildes Gewürz für Salate, Kartoffelgerichte und Getreidespeisen.

9. Estragon — Artemisia dracunculus

Aus der Mongolei und Rußland stammend, wird er bei uns angebaut. Das Bittere seiner Familie (Wermutgewächs) ist bei ihm zum Aromatisch-Gewürzhaften gemildert.
Man sagt dem Estragon speichelbildende und magenanregende Wirkung nach, auch soll er regelfördernd sein.
In der Küche gibt er ein feines Aroma für Salate, Beizen, Kräutersoßen und wird in der Senfbereitung ebenso verwendet wie für den bekannten Estragonessig.

10. Gewürznelke — Caryophyllus aromaticus

Im Gewürznelkenbaum nun begegnet uns erstmal ein rein tropisches Gewächs; Sansibar und Ostindien sind heute bekannte Anbaugebiete. Die getrockneten Blütenknospen dieses Baumes enthalten einen hohen Prozentsatz des typisch aromatischen Nelkenöls, das sehr scharf schmeckt und früher ein vertrauter Geschmack beim Zahnarzt war! Das Öl wirkt gewebetonisierend, also auch magenanregend.
Als Nahrungszugabe finden die »Nägelchen« ihre Liebhaber bei Kürbis, Fruchtkompott, Glühwein und Lebkuchen ebenso wie zu Wildbraten und -soßen.

11. Ingwer — Zingiber officinale

Es handelt sich um den Wurzelstock der in Ostindien heimischen Ingwerpflanze; getrocknet und pulverisiert im Handel.

Ein ätherisches Öl von leicht kampferartigem Geschmack beinhaltend, ist Ingwer ein zuverlässiges Magenmittel — er ruft ein außerordentliches Wärmegefühl im Magen hervor — und ein altbekanntes Gewürz zur Stärkung der Geschlechtskraft.
Sei es als delikate Würze für das Birnenkompott, für den Kürbis oder das Stollengebäck, sei es Ingwerbier (Ginger beer) in England, dieses scharf aromatische Gewürz hat seinen Platz erobert und behalten. Sehr lecker sind die kandierten und die in Rohrzuckersirup eingelegten Stückchen, wie man sie überall kaufen kann.

12. Kerbel — Anthriscus cerefolium

Der echte Kerbel — nicht zu verwechseln mit dem ungenießbaren Wiesenkerbel — ist eine südosteuropäische Pflanze, mit der Petersilie verwandt, wie diese ein beliebtes Küchenkraut.
Er wird in der Volksmedizin als lebensanregend, harntreibend, menstruationsfördernd und schleimlösend gebraucht.
In der Küche findet er — frisch gehackt — Verwendung zu Suppen (die Grüne oder Kerbelsuppe!), Salaten; er riecht gewürzhaft und schmeckt süßlich.

13. Knoblauch — Allium sativum

Vermutlich aus dem Orient stammend, hat er anscheinend seit eh und je »zur Scheidung der Geister« geführt: Nach v. Hahn kann man die Völker in Knoblauchverehrer und Knoblauchhasser einteilen! Und in der Tat erfreut er sich nach wie vor bei den östlichen und romanischen Völkern großer Wertschätzung, während die Deutschen zu den Knoblauchhassern gerechnet werden müssen.
Wem wäre nicht die Schaufensterwerbung mancher Apotheke oder Drogerie bekannt, aus welcher uns das arg verschrumpelte Gesicht eines sagenhaft alten Bulgaren bestätigen will, daß hohes Alter mit Knoblauchpillen identisch sei! — Die Baurechnungen von der »Großbaustelle ägyptische Pyramiden« geben Aufschluß, wieviel an Kosten für Rettiche, Zwiebeln und Knoblauch entstanden ist, und man vermutet heute, daß dem Verzehr dieser scharfen

Sachen — mit ihren Bestandteilen an Senfölen — eine gewisse bakterientötende Wirkung zugeschrieben werden kann, was den Ausbruch größerer Seuchen unter den Tausenden von Pyramidenarbeitern mit verhindert haben soll. Diese Annahme hat seit der Entdeckung »antibiotischer« Substanzen in den Senfölen der Kresse (Tropaeoleum majus) z. B. an Realität gewonnen. — Der Knoblauch wird in Shakespeares Dramen ebenso erwähnt wie bei Pythagoras, der ihn gar als den König der Gewürze lobt.
Ein schwefelhaltiges und stickstoffreies, flüchtiges ätherisches Öl, ziemlich viel Jod, Phytohormone und Fermente, die die Sauerstoffnutzung des Gewebes fördern, sind die wichtigsten Inhaltsstoffe.
Verdauungsförderung, Entblähung, Entgiftung im Magen-Darmkanal, Anregung der Gallensekretion, günstige Beeinflussung der Darmflora, sogar vielfach berichtete gute Anwendungsergebnisse bei Amöbenruhr, Cholera, Typhus, Paratyphus usw. sind der »Steckbrief« dieser vielseitigen Droge. Als Wurmmittel ist sie nahezu spezifisch — ebenso, wie der über lange Zeit genommene Knoblauch bei Arteriosklerose und Bluthochdruck als zuverlässiges Mittel gelten darf.
In kleinen und kleinsten Mengen an den Salat (Endiviensalat insbesondere), aufs Butterbrot, zu Hülsenfrüchten. Bei Fleischspeisen, zum Beizen und Einpökeln, erfreut er sich trotz seines intensiven Geruchs eben doch großer Beliebtheit.

14. Koriander — Coriandrum sativum

Obwohl im Inneren Asiens zu Hause, kam er über Italien nach Deutschland, wo die kleinen, kugeligen Früchte allgemein bekannt sein dürften. Sie enthalten bis zu 1 % ätherisches Öl, Pinen, Linalool, Coriandrol und etwas Fett.
Die blähungswidrige Wirkung steht neben der magenanregenden im Vordergrund — in größeren Mengen genossen kann Koriander allerdings Schwindel und Kopfweh erzeugen (Schwindelkörner!).
Seine Verwendung als Brot- und Lebkuchengewürz ist weit verbreitet, selbst in der Likörfabrikation, als Essigfrüchte- und Weißbiergewürz ist er bekannt und beliebt. Vor allem war er — und ist es

in kleinerem Umfang noch — wichtiger Bestandteil des Brotes, das die Bauern früher selbst buken, neben Kümmel und Anis. Und es darf wohl angenommen werden, daß die Bauersfrauen genau wußten, warum sie gerade diese Gewürze nahmen: Sie gaben nicht nur einen würzigen Geschmack — man konnte vielmehr auch gelegentlich ein Stück frischen, duftenden Brotes essen, ohne daß es gleich zu den heute vielbeklagten Blähungen führte.

15. Kümmel — Carum carvi

Der als Gewürz wohl am meisten bekannte Kümmel schließt sich gut an den Koriander an, hat er doch mit diesem in der Verwendung manche Gemeinsamkeit. Wer auf dem Lande aufwuchs, hat ihn im Spätsommer gesammelt; in neuerer Zeit scheint es fast, als würde sein Wachstum zurückgehen. Ob dafür — wie bei manchen Pflanzen — die starke Kunstdüngung als Ursache gelten kann?

Das ätherische Öl des Kümmels ist ein Gemisch aus Carven und Carvol; außerdem: Grünöl, Harz, Wachs. Seine blähungstreibende, menstruations- und milchfördernde, hustenreizlindernde Kraft ist zuverlässig. Neben Anis, Fenchel (zu gleichen Teilen) und etwas weniger Pfefferminze bzw. Kamille ist er Bestandteil des »Vier-Winde-Tees«, vor den Mahlzeiten eine halbe Tasse getrunken. Verdauungsschwache und zu Blähungen neigende Menschen mögen nach dem Essen eine kräftige Messerspitze Kümmelpulver nehmen.

Als Brot- und Käsegewürz (Kümmelkäse) geschätzt — ja sogar als Kümmelschnaps getrunken — soll er nicht mitgekocht, sondern erst den fertigen Speisen zugesetzt werden. Bei Kraut- und Wirsinggerichten (Blaukraut mit Kümmel) übt er nicht nur eine geschmacksverbessernde Wirkung aus, sondern — wie schon bei Borretsch und Bohnenkraut erwähnt — eine ausgesprochene Verdauungshilfe. Vorzüglich schmeckt auch Rote Rüben mit Kümmel.

16. Lauch — Allium porrum

Im Orient und Südeuropa wildwachsend, ist er eine uralte Würzpflanze; im alten Ägypten zeigten viele Grabfresken den Lauch,

welcher den Gottheiten Amentis, dem Gott des Schlafes und der Finsternis, dargebracht wurde. Hippokrates verordnete ihn zur Förderung der Harnausscheidung, zur Vermehrung der Milch, zur Beseitigung der Unfruchtbarkeit und zur Heilung der Schwindsucht. Aristoteles erwähnt ihn ebenso wie Plinius d. J.
Der Lauch ist reich an Eisen, Magnesium, Kieselsäure, Natron, Schwefel und Salpeter, stark basenüberschüssig. Es erklärt sich daraus zum Teil seine wassertreibende Wirkung ebenso wie die beliebte Anwendung bei Rachen-, Kehlkopf- und Luftwegentzündungen, wie Katarrhe; Leclerc empfiehlt bei Nierenentzündung eine Suppe aus Lauch, Kartoffeln und Milch.
Als Zutat zu Salaten, Suppen, Pilzgerichten und Fleischspeisen wird Lauch roh, gedünstet und gekocht verwendet. Beim Erhitzen mildert sich sein starker Geruch. Da ihn hauptsächlich die ärmeren Volksschichten aßen, nannte man ihn »Schuhflickerspargel«. In dem berühmten Eierkuchen »Soufflé picard« ist er enthalten; in Bauerngärten wird er viel angebaut, er ist ein ergiebiges und unempfindliches Gemüse, selbst Schneefall und Frost können ihm nicht viel anhaben. Wer kennt nicht die würzig-herzhafte Lauch- oder Porreesuppe?

17. Lavendel — Lavandula officinalis

Trockene, warme Hänge des Mittelmeeres liebend, wird der duftende und »lavendelblau« blühende Stock viel in der Parfümerie gebraucht; Lavendelwasser und Lavendelseifen sind so verbreitet (»4711«), daß wir alle diesen Duft bestens kennen.
Pfarrer Kneipp hat das sog. Speiköl (Lavendelöl) mit zweimal täglich fünf Tropfen auf Zucker gegen Appetitlosigkeit, Schwindel und Kopfweh verwendet. Die Wirkung des Lavendels ist eine nervenstärkende, beruhigende, schlaffördernde — aber auch angenehm belebende, ohnmachtbekämpfende.
Um den starken Eigengeruch des Johanniskrautöls zu mildern, gebe ich gern fünf Gramm Lavendelöl auf 95 Gramm Johanniskrautöl, wenn es zur äußerlichen Verwendung (Einreibungen) gebraucht wird. Fein ist, im Winter ein kleines Schälchen heißen Wassers aufzustellen und einige Tropfen Lavendelöl darin zum Verdampfen zu

bringen; die Reinheit dieses Duftes übertrifft bei weitem die teilweise synthetischen Raumsprays. Früher haben die jungen Mädchen Lavendelduftkissen zwischen ihre Wäsche in den Schrank gelegt.
Frisch oder pulverisiert gibt Lavendel eine feine Würze zu Salaten, Tunken, Braten und Kräuterbutter.

18. Liebstöckel — Levisticum officinale

Unter dem Namen Maggikraut besser bekannt, soll er Bestandteil dieser verbreiteten Würze sein. Seine Heimat ist das persische Gebirge.
An Inhaltsstoffen sind bekannt: Ein gelber Milchsaft, ein flüssiges Balsamharz — das in reichlich Schleimzucker eingebettet ist —, ein ätherisches Öl, Eiweiß, Stärke, gummiartige Stoffe, Apfel- und Angelikasäure.
Magenschwäche und Dyspepsie gehören ebenso in den Heilbereich des Liebstöckels wie Nierenerkrankungen und Anregung der Wasserausscheidung. Rudolf Steiner bringt ihn in Zusammenhang mit der Blutzirkulation des Gehirns.
Wurzeln und Blätter sind ein aromatisches Suppengewürz, an Tunken und Braten allgemein beliebt.

19. Lorbeerblatt — Laurus nobilis

Die Stirn des antiken Sängers und Dichters wurde mit einem Lorbeerkranz geschmückt, der Lorbeerzweig hat magisch-symbolische Bedeutung. Seine Heimat ist Kleinasien; der immergrüne, niedrige Baum hat ledrige, glänzende Blätter und bräunlich-schwarze Beeren. Etwa 3% Lorbeeröl, Gerbsäure und Bitterstoffe bedingten wohl seine frühe und weitgesteckte äußerliche und innerliche Anwendung bei Mensch und Tier in den Mittelmeerländern.
In unseren Breiten kennt man das Lorbeerblatt — sparsam verwendet — an Fischgerichten, Sülzen, Essig- und Ölkonserven (Essiggurkengewürz). Auch an braunen Soßen (Ragout) und Hülsenfrüchten ist es in guter Erinnerung.

20. Majoran — Origanum majorana

Der Orient und Nordafrika sind seine Heimat, bei uns wird er in Gärten und Töpfen gezogen.
Er enthält 1—1,5 % ätherisches Öl, das Terpinol, d- und a-Terpineol, Terpine und Kampfer.
Der Heilgewalt des Majorans sind besonders die Sexualorgane zugeordnet: Er soll die Empfängnis fördern und menstruationsregulierend wirken. Ferner gilt er seit langem als brauchbares Schnupfen- und Niesmittel und ist als solcher Bestandteil des Hufeland- und St. Anges-Niespulvers. Als Gewürz schneidet man die ganze Pflanze vor der Blüte ab, hängt sie in Bündeln zum Trocknen auf und kann sie später pulverisieren.
Zu Suppen, Gemüsen und Knödeln wird er gern verwendet. Etwas sehr pikantes sind Majorankartoffeln.

21. Meerrettich — Cochlearia armoracia

In Südosteuropa zu Hause, wird er bei uns in Gärten gepflanzt, wächst aber auch wild an feuchten und sandigen Stellen. Der Gartenfreund weiß die vitale Kraft dieser Pflanze einerseits zu schätzen — andererseits wuchert sie auch räuberisch über das ihr zugemessene Beet hinaus!
Die Wurzel — um die es hier geht — enthält Sinigrin, ein Senfölglykosid, aus dem ätherisches Meerrettichöl abgeschieden wird; hoher Kali- und Schwefelgehalt, Eisen, ein bitteres Harz. Der Meerrettich ist ein enorm harntreibendes Mittel; wer einmal zuviel von ihm gekostet hat, kann dies sehr schmerzhaft an einem Brennen der Harnröhre verspüren.
Bei Magenschwäche, Schnupfen, Katarrh der Luftwege ist er angezeigt. Sein im frischen Zustand hoher Vitamin-C-Gehalt, ebenso wie die Senföle, denen heute eindeutig bakterientötende Wirkung zugeschrieben wird (es sei an die Kapuzinerkresse erinnert), lassen die vorzügliche Einwirkung des Meerrettichs auf den Allgemeinzustand und auf die Abwehrkraft des Organismus verstehen.
Äußerlich wird er angewendet bei rheumatischen Schmerzen (hautreizend und dadurch ableitend auf die Haut), Frostbeulen,

Bienenstich, Schnittwunden, Katarrh und Entzündungen der Luftwege.
In der Küche reibt man ihn am besten zusammen mit einem Apfel, gibt eine Prise Zucker dazu, ein wenig Sahne und »entschärft« ihn damit. Zu Tunken und Fleischspeisen (Tellerfleisch mit Meerrettich) schätzt man ihn ebenso wie zum Einmachen von Gurken und rohem Sauerkraut, wo man zwischen die einzelnen Schichten Meerrettichstückchen geben soll, weil sich das Kraut dann »besser hält«. Das gleiche gilt für das Einmachen milchsaurer Gemüse.

22. Melisse — Melissa officinalis

Auch Zitronenmelisse genannt, kommt sie aus Südeuropa. Von zitronenartigem Geruch und etwas bitterseifigem Geschmack, beinhaltet sie ein ätherisches Öl (Citral und Citronella), Harz, Gummi und Gerbstoff.
Wer kennt nicht den »Melissengeist«, dieses Universal-Hausmittel seit vielen Jahrhunderten? Auch der beliebte Likör Chartreuse enthält einen Melissenauszug. Die Hauptwirkung der Melisse dürfte eine nervenberuhigende sein. Sei es als Tee oder alkoholischer Auszug, ihre Anwendung ist weitverbreitet und in mancher Gegend das erste Getränk der Wöchnerinnen. Schon der Naturforscher Plinius (23 bis 79. n. Chr.) rühmt sie gegen Hysterie und Hypochondrie.
Melissengeist ist auch äußerlich bei Quetschungen und rheumatischen Schmerzen hilfreich; frisches, zerquetschtes Kraut kann auf Wunden gegeben werden. Zu Salaten, Soßen, Pilzgerichten, Eierspeisen, Kräuterbutter, zur Diätrohkost und an die Obstsuppe kann man diese bescheidene Pflanze nicht genug empfehlen.

23. Muskatnuß — Myristica fragrans

Der Muskatbaum auf den westindischen Inseln gibt die Samenkerne — und es ist ratsam, der zahlreichen Verfälschungen wegen, die ganzen Nüsse statt des Pulvers zu kaufen.
Der hohe Gehalt an ätherischen Ölen (Pinen und Myristicin) ist

neben einem fetten Öl, der Muskatbutter, das Interessante an Inhaltsstoffen.
Medizinische Anwendung: Nervöse, hysterische und krampfartige Beschwerden.
Anwendung in der Küche: Frisch geriebene Muskatnuß zu Kartoffelgerichten, Suppen, Tunken, Gemüsen; auch in der Weihnachtsbäckerei (Honigkuchen!).
Die Muskatblüte oder Macis (getrocknete Samenhülle der Muskatnuß) entspricht in etwa der genannten Verwendung. Zu beachten ist: Kleine und kleinste Dosen!

24. Paprika — Capsicum annuum

Als Gewürz gemeint sind hier weniger die in den letzten Jahren bei uns sehr bekanntgewordenen grünen, gelben oder roten Paprika*schoten*, deren Verwendung in rohem oder gekochtem Zustand sich eingebürgert hat, als vielmehr die kleinen, äußerst scharfen Peperonifrüchte, aus welchen das uns geläufige rote Paprikapulver gerieben wird.
Ein Alkaloid Capsaicin, Capsacutin, ätherische Öle, Solanin und Harze weisen schon die Richtung in der arzneikundlichen Praxis: Innerlich als magenanregendes (stark schleimhautdurchblutendes) Mittel, auf die Darmbewegung anregend wirkend, bei Pfortaderstauung und Hämorrhoiden entstauend. Äußerlich ein Bestandteil hautreizender Salben oder Öle (Baunscheidtöl!) zur Ableitungsbehandlung auf die Haut.
Als Gewürz in südlichen Ländern sehr geschätzt (Italien, Spanien, Balkan — viele ungarische Gerichte sind ohne den scharfen und rotfärbenden Paprika gar nicht denkbar!), ist er an Tunken, Soßen, Suppen (Gulaschsuppe), Gemüse, Fleischspeisen, Käse- und Reisgerichten beliebt und bekannt. Er ist in den Abstufungen süß, mild, scharf zu kaufen; eine Spitzenqualität ist der Rosenpaprika, der besonders scharf ist.

25. Petersilie — Petroselinum sativum

In unseren Gärten hat dieses Würzkraut nach seiner Herkunft aus Südeuropa zweifellos eine zweite Heimat gefunden. Schnittlauch und Petersilie sind im kleinsten Kräutergarten ebenso zu finden wie auf dem großstädtischen Supermarkt; sie wurde zum obligatorischen Suppengewürz. An Inhaltsstoffen finden sich: 2—7 % ätherische Öle (vor allem in den Früchten), 20 % fettes Öl, ein Glykosid Apiin, Mineralstoffe, Schleimstoffe, Zucker.
Die Wirkung auf die Magen- und Darmsäfte steht der harntreibenden kaum nach. Jedoch ist es gerade letztere, welche den Petersiliesamen besonders in Frankreich in hohem Ansehen bleiben läßt. Wegen der entzündungserregenden Eigenschaft des Petersilien-Kampfers (Apiol) ist jedoch bei Nierenentzündung Vorsicht geboten. In vielen Arten von Suppen finden Blätter und Wurzel Verwendung, zu Eier- und Kartoffelgerichten, Salaten, Fleisch- und Fischspeisen. Leider wird auf den Kalten Platten das Petersilienzweigchen zum Symbol-Grün degradiert, das nicht viel mehr als eine schmückende Komponente zum rohen Schinken ausübt! Mehr davon wäre jedoch gerade hier so wichtig, und zwar zum Mitessen!

26. Pfeffer — Piper nigrum

Der ostindische Pfefferstrauch liefert sowohl den schwarzen (an der Sonne getrocknete *unreife* Früchte) als auch den weißen Pfeffer (von den äußeren Gewebsschichten befreite und hierauf getrocknete *reife* Frucht). Im Handel finden wir sowohl gemahlenen Pfeffer als auch die ganzen Körner, am meisten geschätzt ist der Malabarpfeffer.
Ein Alkaloid Piperin, ein ätherisches Öl, Phellandren, Cadinen, Chavicin, Harz, Stärke und Mineralstoffe wären an Inhaltsstoffen zu nennen.
Was den medizinischen Gebrauch betrifft, so kannte ihn schon Hippokrates; Paracelsus unterschied zwischen Piperi und Peperi, zwischen schwarzem und weißem Pfeffer. Die starke Durchblutung, die er an Schleimhäuten hervorruft, läßt ihn zum Appetitförderer werden; er ist eine gute Verdauungshilfe, und mittels Pfef-

fer vermag man mehr zu essen als ohne ihn — bisweilen eine Gefahr! Vor Mißbrauch muß auch wegen evtl. Leberschädigung gewarnt werden; bei Nierenentzündungen ist völlige Enthaltsamkeit dringend angeraten. Indirekte Vorsicht ist geboten des starken Durstes wegen, den Pfeffer erzeugt und seinen Genuß verbietet, wo die Flüssigkeitsaufnahme einer Beschränkung unterworfen ist.
Zu Käse, Eierspeisen, Gemüsen, Salaten — der Pfeffer hat sich einen außerordentlichen Platz in der deutschen Küche gesichert, was davon zeugt, daß in allen, selbst den einfachsten Gasthäusern, Pfeffer neben dem Salz zum Hauptgewürz wurde. Pfeffer und Salz sind — was man teilweise bedauern muß — zum Inbegriff des Würzens geworden.

27. Rosmarin — Rosmarinus officinalis

Südeuropa und der Orient sind seine Heimat, bei uns wird er in Töpfen gezogen, er ist also nicht winterhart. Die langen und heißen Mittelmeersommer geben ihm das feurige Aroma.
Ein ätherisches Öl, Pinen, Cineol, Camphen, Borneol, Harz, Gerbsäure und Bitterstoffe sind an Einzelbestandteilen zu nennen.
Früher war es mehr die kultische Bedeutung, die dem Rosmarin Verehrung und Ansehen einbrachten. Und noch heute stecken sich in manchen Gegenden die Brautleute und deren Gäste ein Rosmarinzweigchen an.
Rosmarin wirkt nicht nur auf die Verdauungsorgane anregend, sondern auch auf den Blutdruck und die Durchblutung. Insbesondere findet er Verwendung zur Förderung der weiblichen Regel. Wir kennen den Rosmarinwein und das Rosmarinöl. Menschen, die dauernd frieren, ständig kalte Hände und Füße haben, sollen ein Rosmarinbad nehmen. Ich verwende in der Praxis das Öl sehr gern, wenn es sowohl darum geht, den Eigengeruch des Johanniskrautöls zu dämpfen, als auch die wärmende und durchblutungssteigernde Kraft zu nutzen: Johanniskrautöl 90 Gramm und Rosmarinöl 10 Gramm — mischen — vor Gebrauch schütteln.
Italienurlauber erinnern sich gern an Fisch- oder Fleischgerichte, die dort mit einem Rosmarinzweigchen zubereitet werden und sehr

aromatisch schmecken. An Wildgerichten entfaltet Rosmarin eine geschmacksverbessernde Wirkung; Tunken und Salaten gibt er eine besondere Note.

28. Safran — Crocus sativus

Die getrockneten Blütennarben des Safran kommen vorwiegend aus Spanien und dem Orient.
Neben kleinen Mengen eines ätherischen Öls enthält der Safran zu 50 % einen intensiven Farbstoff, das Crocin oder Safrangelb. Er wurde von alters her in der Heilkunde verwendet: Kleine Mengen gelten als stark erregend, nervenbelebend und krampfstillend. Safransalbe fand immer wieder Anwendung bei Brustdrüsenentzündung, Fingerwurm (Panaritium) und Gichtschmerzen.
Als natürliches Färbemittel hat er an Bedeutung gewonnen, als das neue Lebensmittelgesetz synthetische Färbemittel (wie z. B. an der Butter) wegen krebserregender Eigenschaften verbot. Jede Hausfrau weiß: Safran macht den Kuchen gelb. Er besitzt aber auch einen angenehmen und lieblichen Geschmack.

29. Salbei — Salvia officinalis

Aus dem Mittelmeer eingebürgert, enthält der Salbei ein ätherisches Öl (Salbeiöl) mit Pinen, Cineol, Thujol und Borneol.
In der Heilkunde ist er seit langem als der »kalte Bruder« neben der heiß verwendeten Kamille bei Hals- und Rachenentzündungen ein beliebtes Gurgelmittel (kalt ansetzen!). Entzündungen der Mundhöhle, besonders des Zahnfleisches, heilt er vorzüglich — was ihm zu großer Popularität verhalf. Salbeiöl ist Bestandteil vieler Arzneien gegen Husten, Heisterkeit, Bronchitis usw.
Seine schweißhemmende Wirkung läßt ihn zu einem symptomatischen Mittel bei übermäßiger Schweißbildung verschiedener Art sein. Er bessert sowohl die Schweißausbrüche der Wechseljahre als auch die Nachtschweiße Tuberkulöser — nicht jedoch die Tbc selbst. Mit Salbeiblättern würzt man pikante Tunken, Fisch-, Hammel- und Wildgerichte.

30. Schnittlauch — Allium schoenoprasum

Wohl die am meisten verwendete Frischwürzpflanze, als Lauchgewächs bei uns so eingebürgert, daß sie auf Großstadtbalkons im Hinterhof ebenso zu Hause ist wie in Bauerngärten als Wegeinfassung oder eingetopft in der Junggesellenküche.
Die Inhaltsstoffe decken sich weitgehend mit denjenigen anderer Laucharten.
Schnittlauch regt Magen und Darm an, steigert den Appetit, ist milde bakterientötend und wassertreibend.
Auf dem Butterbrot, zum Quark und zu Eierspeisen ist er ebenso ein erklärter Liebling wie in der Suppe, zu Salaten, Tunken und Kartoffelgerichten. Er bedarf keines Lobes.

31. Thymian — Thymus vulgaris

Wiederum dem sonnenreichen Mittelmeergebiet zugehörig, wird er bei uns in Gärten angebaut. Im Quendel haben wir eine wildwachsende Form, die ähnlich verwendet werden kann (an sandigen, sonnigen Plätzen wachsend).
Das Thymianöl ist in vielen Hustenpräparaten und schleimlösenden Mitteln enthalten (Thymol) und gut bekannt! Pinen, Menthen und Borneol finden wir in ihm.
Thymiantee und der Extrakt finden bei Keuchhusten Verwendung, auch bei anderen Erkrankungen der oberen Luftwege sind Thymianzubereitungen hilfreich.
Eine Kostbarkeit sind Bäder mit Thymian für drüsenschwache Kinder.
Und wer würde nicht vom Gaumen her den Thymian kennen, mit dem der Italienreisende bald beste Bekanntschaft macht — sei es an Fischgerichten oder an der Pizza. Aber ebenso gut schmeckt sein Aroma an Salaten und Tunken; Fett macht er bekömmlicher.

32. Vanille — Vanilla planifolia

Die schotenähnliche Frucht des zu den Orchideengewächsen gehörenden Kletterstrauches — in Mexiko zu Hause — wird oft mit dem Prädikat, daß sie das feinste Gewürz liefere, ausgezeichnet.
Die Vanilleschoten enthalten bis zu 4 % Vanillin, neben ätherischen Ölen und Harzen. Wichtig ist es, hier ganz besonders auf die Echtheit der Ware zu achten, da wie kaum bei einem anderen Gewürz Verfälschungen vorkommen.
Eine medizinische Verwendung ist außer der appetitsteigernden Wirkung nicht erarbeitet.
Kindertage werden jedoch in der Erinnerung wach, wenn wir an Vanillesoße und -pudding denken, an Vanilleeis oder auch -schokolade. Selbst die Likörfabrikation hat sich die Vanille zunutze gemacht.

33. Ysop — Hyssopus officinalis

Aus Zentralasien und Südeuropa stammend, wird dieses Gewürz mit so fremdländischem Namen bei uns angebaut.
Ätherische Öle, darunter Pinen, Pinocamphen, Cineol und Thujon geben ihm seinen stark würzigen Geruch und den aromatisch-bitteren Geschmack.
In der Heilkunde gelegentlich verwendet bei chronischer Bronchitis, Asthma, Nachtschweißen Tuberkulöser (ähnlich dem Salbei).
Als Würze bessert er die Rohkost auf, an Soßen paßt er vorzüglich zu Tomaten.

34. Zimt — Cinnamomum ceylanicum

Der Beiname sagt schon etwas über seine Herkunft aus Ceylon aus. Es handelt sich um die Rinde von Zweigen eines Baumes, der den Lorbeergewächsen zugeordnet ist. Wir kennen denn auch die Zimtröhrchen.
Ein ätherisches Öl, das Zimtöl, das sich aus Zimtaldehyd und Zimtsäureester zusammensetzt, ist wohl der wichtigste Inhalts-

stoff neben Eugenol, Fafrol, Phellandren, Harz, Gummi und Gerbstoff.
Ehe wir das Mutterkorn — Secale cornutum — im Arzneischatz kannten, war es sehr geläufig, Wehenschwäche und Gebärmutterblutungen während der Entbindung mit Zimt zu behandeln. Auch bei Durchfällen sehen wir einen Nutzen, also offensichtliche Wirkung des Zimtes auf die glatte Muskulatur des Körpers.
Zimtsterne in der Weihnachtsbäckerei sind ebenso populär wie Glühwein, der ohne Zimt nicht schmecken würde. Reisbrei mit Zucker und Zimt, Puddings, Kaltschalen, Kompott und Likör verdanken ihren besonderen Geschmack diesem lieblichen und zugleich feurigen Gewürz.

35. Zwiebel — Allium cepa

Der Orient dürfte die vermutliche Heimat sein, auf der iranischen Hochebene wird sie seit uralten Zeiten angebaut. Über die Zwiebel könnte man allein ein dickes Buch schreiben, es würde nahezu eine Kulturgeschichte der Menschheit werden. Erinnern wir uns nur, was über den Knoblauch gesagt wurde, den Bruder der Zwiebel.
Das charakteristische schwefelhaltige Öl, Schwefelzyanallyl, Rhodanwasserstoffsäure, Fermente, sehr viele Mineralstoffe (Schwefel, Kieselsäure, Jod, Eisen, Salpeter, Kalium) und ein pflanzliches Hormon mit insulinähnlicher Wirkung sind wohl nur die wesentlichsten Bestandteile.
In der Volksheilkunde gilt die Zwiebel nahezu als Allheilmittel. Dioskorides schon rühmt die wassertreibende Kraft; die Zigeuner reiben schwächliche Kinder ganz mit rohen Zwiebeln ein; unsere Bauern machen teilweise noch heute bei Halsentzündungen Umschläge mit rohem Zwiebelbrei oder nehmen bei Bronchialkatarrh Zwiebelabkochungen. Zwiebelsaft mit Mandelöl vermischt ist bei Ohrenschmerzen und zuweilen sogar bei Ohrensausen wirksam.
Mehr und mehr werden bei uns italienische Gerichte oder die Balkan-Küche bekannt. Die meisten Speisen dieser Länder sind ohne Zwiebeln nicht denkbar. Die fetten ungarischen Speisen brauchen die vielen Zwiebeln unbedingt zur besseren Verdauung. Zu nahezu allen Fleischspeisen und den meisten Gemüsen, Salaten,

Soßen paßt die Zwiebel — wenngleich wegen ihres durchdringenden Geruchs oft geschmäht! Zwiebelsalat mit Essig und Öl, gebackene oder gedünstete Zwiebel: Hier kennt die Fantasie des Kochs keine Grenzen.
Und mit »Z wie Zwiebel« sei der Reigen auch geschlossen, die arzneikundliche Führung durch den Gewürz- und Kräutergarten. In den meisten Läden, die auf Gewürze eingerichtet sind — die Reformhäuser z. B. — bekommt man kostenlos eine Liste der gängigsten Gewürze mit kurzer »Indikation«, die man dann in der Küche aufhängen kann (Gewürzfibel von Brecht z. B.).
Ein gutes Wort soll ferner dem Gewürzgarten geredet werden, zumindest einer Kräuterecke im Schrebergarten. Jede Gärtnerei wird einen im Anbau beraten und beliefern; und wer dort nicht bekommt, was er braucht, der schreibe an die Firma H. Bornträger, 6251 Offstein, die selbst ausgefallene Wünsche an Arzneipflanzen erfüllen kann.

Also: mehr würzen!

Wegen Gewürzen wurden schaurige und blutigste Kriege geführt, Länder erobert, Meere durchquert, Strapazen unglaublichster Art ausgestanden. Vor zweieinhalb Jahrtausenden führten die Handelswege der Sabäer und Phönizier bis in das Innere Asiens — fremdländische Gewürze als Ziel. Später schalteten sich die Griechen in den Gewürzhandel ein, im ausgehenden Mittelalter wurden die italienischen Städte Genua und Venedig Handelsschwerpunkte. Und wer würde sich nicht glanzvoller Namen, wie Marco Polo oder Christoph Kolumbus, erinnern, deren abenteuerliche Entdekkungsfahrten mit der Suche nach dem Reichtum der Gewürzländer eng verknüpft ist? Die Fahrten der Spanier und Portugiesen zu Anfang des 16. Jahrhunderts an die Küsten Südamerikas hatten das Auffinden der begehrten Gewürze zum Ziel. Es gab damals Zeiten, in denen bestimmte Gewürze mit Gold aufgewogen wurden — und Kolumbus wollte durchaus nicht Amerika entdecken, sondern den westlichen, näheren Seeweg zum Gewürzland Indien finden ... Die recht schauerlichen Gewürzkriege sind uns aus den Geschichtsbüchern bekannt, Namen wie Vasco da Gama und die Augsburger

Welser ziehen an uns vorbei. Wegen Muskatnußbäumen und der Kultur der Gewürznelken wurden zahlreiche Eingeborene in den südasiatischen Ländern ermordet — es werden allein für die Inselgruppe um Amboina 65 000 Eingeborene, die getötet wurden, genannt. Die Gewürze hatten Zahlwert, und auf den Flüssen Rhone und Rhein wurde erstmals das Fahrtrecht in Pfeffer bezahlt.
Diese teilweise recht barbarischen und wilden Zeiten sind vergangen. Im offenen, weltweiten Handel ist es heute selbstverständlich, täglich weithergekommene Gewürze auf dem Tisch zu haben. Möchten doch die Hausfrauen, die die eigentlichen Hüter der Gesundheit der Familien sind, mehr noch von der reichen Skala der Möglichkeiten Gebrauch machen! (Friedrich Nietzsche: »Die Vernunft beginnt in der Küche.«) Man kann heute unzählige Menschen beobachten, die fortwährend Enzympräparate zum Essen einnehmen, also selbst in jungen und mittleren Jahren über lange Zeiträume schon Verdauungshilfen einnehmen müssen. Das ist nicht richtig und meistens auch nicht nötig. Hier haben wir die Gewürze zur Lockerung der Verdauungssäfte, und wir sollen lernen, diese natürlichen Hilfen zu benützen. Viele Kinder und alte Menschen kommen ausschließlich mit dem Symptom »appetitlos« in die Sprechstunde. Es sind nur wenige der Alten, bei denen wirklich Salzsäure- und Fermentpräparate gegeben werden müssen; in allen anderen Fällen soll man wissen, daß gewürzte Nahrung mit größerer Lust gegessen wird, besser bekommt und vom Organismus besser genutzt wird. Das Essen ist ein Teil der Lebensfreude und soll es — solange es mit Verstand und Maß geschieht — auch ruhig sein. Wie fad schmeckt doch der Salat, den man in den meisten Gaststätten vorgesetzt bekommt! Mit Salz, Essig und Pfeffer ist vielfach schon die Kunst des Würzens erschöpft — und dieser Umstand ist wohl auch der Grund, daß die Rohkost von vielen als »Grünfutter« abgelehnt bzw. auch nicht vertragen wird. Wer sich die Kunst des Würzens zu eigen macht, kann sich manches Arzneimittel sparen!

Kuren mit Wildkräutern

»... noch gehört die Lehre von dem Leib und von der Diät nicht zu den Verpflichtungen aller niedrigen und höheren Schulen ...«

FRIEDRICH NIETZSCHE

Eine vorzügliche Möglichkeit, eine »Hauskur« im Frühjahr durchzuführen, ist die *Kur mit frischgepreßten Wildkräutersäften*. Jedes grünende, sprießende Blatt — soweit nicht giftig — kann Verwendung finden. Da die Wirkstoffintensität in den Kräutern verschieden ist, hat sich aus der Erfahrung folgende Aufteilung ergeben:
50 % Pflanzenanteil sollen immer auf die *große Brennessel* entfallen, dieses »gemeine Unkraut«, das selbst der Superstädter dank seiner lästigen Eigenschaft noch beim Namen kennt! Die andere Hälfte verteilt sich auf folgende Kräuter und Blätter — die Reihenfolge entspricht zugleich etwa der Menge, die genommen werden soll: Geißfuß oder Giersch, Spitz- und Breitwegerich, Zinnkraut oder Ackerschachtelhalm, Huflattich, weiße und rote Taubnessel, Sauerampfer, Lungenkraut, Scharbockskraut, Gänsefingerkraut, Brunnenkresse, Löwenzahn, Schafgarbe, Johanniskraut, Ehrenpreis, Frauenmantel, Hirtentäschel, Gänseblümchen, Gundelrebe, Odermennig, Kriechender Günsel, Bibernelle, Hopfensprossen, Bärlauch, Angelika oder Engelwurz, Waldmeister, Tausendgüldenkraut, Bitterklee, Wegwarte, Rainfarn, Eisenkraut.
Auch die frischen Knospen und Blätter von Birke, Ahorn, Buche, Eiche, Weißdorn und Holunder können Verwendung finden mit 5 bis 1 % Anteil. Überhaupt gilt auch hier: je vielfältiger und abwechslungsreicher, desto besser!
Beim Sammeln muß allerdings streng darauf geachtet werden, daß es nicht auf Wiesen geschieht, die mit Kunstdünger oder Jauche versehen wurden. Waldränder, Hecken, Brachland und Kieshalden sind ideale Sammelplätze, und auch der Städter muß keine allzu große Reise machen, um hier zu ernten, ohne gesät zu haben.
Am besten wäre es, die Kräuter *täglich frisch* zu holen, was aber nicht immer durchführbar ist. Einmal in der Woche — oder besser zwei-

mal — sollten wir so und so »ins Grüne« und bringen bei dieser Gelegenheit möglichst viele Kräuter mit nach Hause. In sauberes Papier eingeschlagen (Plastiktüten eignen sich nicht wegen der Luftabschließung: Die Kräuter kommen zum Schwitzen und welken dann rasch), tüchtig mit kühlem Wasser eingesprengt, bewahren wir unseren Vorrat im Keller auf Stein- oder Zementboden und versäumen nicht, täglich neu mit frischem Wasse zu besprengen. So halten sich die Kräuter drei Tage und länger.

Nun kann es an das *Auspressen* gehen. In vielen Haushaltungen finden wir eine Saftschleuder, sei es, daß eine solche mit dem Mixer kombiniert ist, sei es, daß sie eigens zum Entsaften konstruiert ist. Wer kein solches Gerät hat, kann sich mit der verzinkten Beerenpresse helfen oder einfach dadurch, daß er das ganze Grünzeug durch den Fleischwolf dreht und die Masse mit einem Leinentuch auspreßt; freilich ist dabei die Ausbeute geringer.

Zur *Verdünnung* wäre folgendes zu sagen: Grundsätzlich muß der gewonnene Kräutersaft verdünnt werden. Ein solches Konzentrat an Wirkstoffen kann man nicht pur zu sich nehmen. (Beim Honig ist es übrigens ähnlich: Viele Menschen klagen, daß sie beim löffelweisen Genuß von gutem Honig Beschwerden im Magen bekommen. Da kann man sich generell durch Auflösen in Tee oder Wasser helfen.) Am besten dürfte das Mengenverhältnis 1:5 sein, d.h. 1 Teil (Eßlöffel) Saft und 5 Teile Verdünnungsflüssigkeit wie Quellwasser, Mineralwasser, Milch oder Buttermilch. Letztere sei besonders herausgestellt, weil sie nicht nur den sehr herben und bisweilen bitteren Geschmeck der Wildkräuter am besten bindet, sondern zusätzlich durch ihren Milchsäuregehalt hohe Heilkraft besitzt (siehe auch Dr. Dr. Johannes Kuhl: *Schach dem Krebs* im Humata-Verlag, Freiburg/Breisgau). Die Verdünnung mit Fruchtsaft oder Süßmost halte ich (nach anfänglichen Versuchen) für ungeeignet, da zwei intensive und verschiedenartige Säfte nicht zusammengebracht werden sollten. Außerdem ist es eine Erfahrungstatsache, daß sich Obst und Gemüse schlecht zusammen vertragen (ausgenommen der Apfel).

Die *Dosierung:* anfangs nicht zuviel! Am geeignetsten dürfte die ansteigende Dosierung sein: Mit 2 Eßlöffeln Frischsaft pro Tag beginnen und wöchentlich einen mehr, bis zur normalen Tagesgabe von 6 Eßlöffeln. Natürlich kann bei besonderen und schweren Erkrankungen diese Menge wesentlich erhöht werden — jedoch nicht ohne fachkundigen Rat und besondere Verordnung bzw. Überwachung. Ich sah in verzweifelten Fällen schon Steigerungen bis zu 20-Eßlöffel-Tagesgabe, allerdings im Rahmen eines Naturheilsanatoriums.

Es darf bei dieser Gelegenheit nicht unerwähnt bleiben, daß, je höhere Mengen gegeben werden, desto intensiver auch Reaktionen und Krisen auftreten können. Am häufigsten kommt es wohl zu anfänglichen Durchfällen, was im Sinne einer gründlichen Reinigung vorübergehend gar nicht unerwünscht ist. Vermehrte Wasserausscheidung durch größere Flüssigkeitsmenge ist sowieso eine normale Erscheinung; durch die spezifischen Kräuter kann es darüber hinaus zur »Ausschwemmung« kommen. Relativ häufig werden zunächst auch nesselsuchtähnliche Hautausschläge (Urtikaria) mit kleinen, geröteten und erhabenen Pünktchen beobachtet, die vor allem sehr jucken. Dies hängt mit der zu 50 % vertretenen großen Brennessel (Urtica dioica) zusammen. Kopfschmerzen, Zerschlagenheitsgefühl, Unlust — das sind häufige Allgemeinsymptome, wie sie auch bei Fastenkuren vorübergehend in Erscheinung treten.

Man reduziere in solchen Fällen die Saftmenge oder steigere zumindest bis zum Abklingen der Beschwerden nicht weiter. Eine Heilkrise ist etwas Natürliches, Notwendiges, Erwünschtes. Allerdings kann sie über das Ziel hinausschießen, wenn man die Reihenfolge der Menge nicht beachtet, z. B. von dem in der Aufstellung ganz unten stehenden Holunder, der mit etwa 1 % genommen werden soll, ebenso viel nimmt wie vom Löwenzahn, wovon es gut 10 % sein dürfen. In solchen Fällen kann es zu Erbrechen kommen.

Bei Kindern wird die Dosierung angepaßt auf die Hälfte. Der berühmte Schweizer Arzt Bircher-Benner wies immer wieder darauf hin, daß die hochkomplizierten Energien aller Pflanzennahrung *Sonnenlichtenergien* sind. Man kann ruhig sagen: Wir nehmen mit jedem Blatt und jeder Frucht konzentrierte Sonnenenergie zu uns! Wenn wir dann auch noch mit der wärmenden Frühjahrssonne unsere Haut bestrahlen, dann haben wir nicht nur Hautpflege und Bräunung, sondern eine ergänzende Ernährung des Gesamtorganismus mit Lichtenergien!

Über das Übergewicht

Dünne leben länger —
dick ist nicht schick!

Aus fetten Kindern werden fast immer dicke Erwachsene
— das stellt die Wissenschaft jetzt immer mehr heraus —, oft wird also auch auf diesem Gebiet eine Chance für's Leben verspielt. Spätere verzweifelte Abmagerungsversuche bringen nie mehr das, was man sich wünscht. Aber: Dicke Erwachsene sind anfälliger für

- Zuckerkrankheit,
- Bluthochdruck,
- Arterienverkalkung,
- Herzinfarkt,
- Schlaganfall
- und sogar für Krebserkrankungen.

Übergewicht wird meistens von den Müttern bestimmt:
Die Anzahl der Fettzellen wird bei einem Säugling die letzten Monate vor der Geburt sowie in den ersten Lebensjahren entscheidend festgelegt. Menschen, die bereits als dicke Babys zur Welt kamen oder aber zu kugeligen Wonnepfropfen mit Speckröllchen hochgepäppelt werden, bilden eine größere Anzahl von Fettspeicherzellen als jene Kleinkinder, die mäßig ernährt werden. *Einmal gebildete Fettzellen bleiben aber das ganze Leben erhalten!*
Das ist für Dicke eine ziemlich depremierende Nachricht — Kindheitsversäumnisse sind auch hier schwer reparierbar. Um so wichtiger wird rechtzeitiges Nach- und Umdenken der Mütter. Frühzeitig handeln!
Die sogenannte moderne Kinderernährung aus Gläsern, das Garnicht-Stillen oder zu schnelles Abstillen, das frühzeitige Verfüttern von relativ fester Nahrung begünstigt die Überfütterung von Kleinkindern stark. Schon lange entscheidet nicht mehr das Kind mit seinen Instinkten und Steuerungsreflexen über Hunger und Sattsein, sondern die Mutter liest an Flaschen und Doseninhalt ab,

wieviel das Baby noch essen und trinken muß. Teilstriche der Flasche und Anzahl der Spinatlöffel sind aber keine natürlichen, individuellen Maße!

Wenn man später schließlich schlank werden will, muß man zwei Wege beschreiten:

1. Weniger essen und
2. sich mehr bewegen.

Wer sich auf anderes verläßt, ist verlassen.

An guten Sprüchen fehlt's uns nicht — wer aber befolgt sie:

Aus der »*Edda*«: »Herden wissen, wann sie heim sollen, und gehen dann aus dem Gras. Der Unkluge ahnt aber nie seines Magens Maß.«

Aus einem ägyptischen Papyrus, etwa vor 5700 Jahren: »Die meisten Menschen essen zuviel. Von einem Drittel dessen, was sie verzehren, leben sie, von den restlichen zwei Dritteln leben die Ärzte.«

30% der Gesamtbevölkerung ist jetzt übergewichtig.
Die Lebenserwartung wird aber schon bei 10% Übergewicht um 17% und bei 30% Übergewicht sogar um 50% verkürzt!
2% der Bevölkerung sind durch überkalorische Nahrung Diabetiker geworden. Die ernährungsabhängigen degenerativen Krankheiten haben in den letzten Jahren weiter zugenommen und machen nunmehr über 45% der Gesamtsterblichkeit aus.
Wenn durch Verringerung der körperlichen Betätigung die Energieausgabe abnimmt, muß durch Einschränkung der Kalorienzufuhr die Energieaufnahme verringert werden. Eine ausreichende Zufuhr von Vitaminen und Mineralstoffen muß aber trotzdem gewährleistet sein.

Man muß Eßgewohnheiten ändern:
Kleinere Bissen,
länger kauen und
nur in einem bestimmten Raum des Hauses essen!

In Österreich sind 70 % der Frauen und 36 % der Männer zu dick.

Wir werden zu fett durch zuviel Fett. Magerer leben und magerer werden!

Fernsehzeit: Knabberzeit. Tun Sie erst gar nichts nach Hause von dem ganzen Zeug. Es wird nichts gegessen, wenn nichts da ist. Selbst wenn man zugeben muß, daß der Schlankheitsfimmel von jungen Mädchen zuweilen auch mal übertrieben wird: Übergewicht ist von Übel und Normalgewicht kein modischer Fummel.
Jedes fünfte Kind ist zu dick — jedes zweite Kind wird deshalb in die Sprechstunde gebracht, weil es ein schlechter Esser ist. Was stimmt da nicht?
Falsche Vorstellungen? Gesundes Kind ist gleich rundes Kind? Nein, ganz bestimmt nicht: Dickes Kind ist gleich anfälliges Kind. Fehlernährung kann zur Fettsucht führen bei nicht übermäßig vielem Essen: Die falsche Nahrung wird falsch ausgewertet, wird nicht verarbeitet — ein Teufelskreis!

Die wichtigsten Regeln bei Übergewicht lauten

1. *Weniger essen.*

2. *Das Richtige essen:*
   a) Weniger Kohlenhydrate
   (Weißbrot, Kuchen, Gebäck, Nudeln, Süßigkeiten);
   b) Weniger Fett
   Keine tierischen Fette mit Ausnahme von etwas Butter; keine gehärteten Fette — dafür kaltgepreßte erstklassige Öle aus Oliven, Sonnenblumen, Mais, Disteln, Nüssen, (Billige Öle kann man sich nicht leisten!).
   Auch wenn *gehärtete* Fette Pflanzenfette sein sollen: Sie bauen sich schlechter ab im Organismus als Öle!

3. *Weniger Alkohol:*
   Daß Bier ein Masttrank ist, kann man in Bayern leicht studieren. Sehr viel Kalorien haben Schnaps und süße, womöglich noch bengalisch gefärbte Liköre. Wein in kleinen Mengen ist in dieser Hinsicht noch am günstigsten. Überhaupt: *Auf die Menge kommt es an!*

4. *Weniger Salz:*
Salz schwemmt auf — es zieht Flüssigkeit an. Salzen ist Gewohnheitssache: Zunächst schmeckt ohne Salz alles nach nichts — später, wenn man es sich abgewöhnt hat, alles versalzen!

5. *Mehr Bewegung!*
Trotzdem: Bergsteigen am Wochenende allerdings macht noch nicht schlank: Ein dreistündiger Aufstieg auf den Wendelstein kostet 600—1000 Kalorien — also einen halben Tagesverbrauch. Die Brotzeit und die halbe Bier schaffen dann wieder den Ausgleich.
Trotzdem: Ohne Bewegung keine Verbrennung, ohne Verbrennung keine Kalorienverminderung! *Trägheit überwinden — laufen!*

6. *Überwindung der seelischen Trägheit,* der Interessenlosigkeit, der Wurstigkeit! Man sagt oft, dicke Menschen sind gemütliche Menschen: Es mag was daran sein, daß ihre gewisse Trägheit als Gemütlichkeit geschätzt wird. *Nichts »auf die Drüsen« schieben* (genauer: Hormondrüsen,) was einfach von falscher Lebensweise herrührt. Ganz selten sind's die Drüsen, wenn jemand Übergewicht hat. Allerdings: Wenn man jahrelang einen ¼ oder gar ½ Zentner zuviel herumschleppt, versagen langsam, aber sicher auch die Drüsen. Dann geht nichts mehr. Viele machen sich etwas vor, wenn sie behaupten, sie würden fast gar nichts essen. Fast ... (Und nachmittags sieht man sie in den Konditoreien herumsitzen, vormittags in den Metzgereien stehen und am Abend trifft man sie an Kneipenstammtischen ...!)

Aktiv sein, aktiv werden!

Sich nicht gehen lassen: Schlanker lebt sich's leichter. Dicksein ist nicht lustig, auch wenn man über Dicke lacht! Ursachen suchen und Dicksein nicht schicksalhaft hinnehmen: meistens gilt noch immer der Satz: Von Nichts kommt Nichts.
Wenn Sie mittags müde sind: Haben Sie zuviel gegessen, haben Sie zu schnell gegessen? Wenn Sie schlecht geschlafen haben: Haben Sie abends zuviel gegessen, zu spät gegessen, mit schlechter Laune fernsehend gegessen, zuviel getrunken?

Kalorien-Joule-Tabelle

Lebensmittel tierischer Herkunft

	100 g eingekaufte Ware enthält: Joule	Kalorien
Fleisch und Fleischwaren		
Schweinefleisch, mager	600	143
Schweinefleisch, fett	1630	389
Rindfleisch, mager	725	173
Rindfleisch, fett	1225	293
Kalbfleisch, mittelfett	390	93
Leber, (Kalb)	575	137
Leber, (Rind)	550	131
Schinken, gekocht	1145	274
Speck, durchwachsen	2530	605
Bratwurst	1570	375
Leberkäse	1135	271
Salami	2190	523
Dosenwürstchen	1000	239
Fleischkonserven (Rindfleisch)	975	233
Bratensoße (Pulver)	1465	350
Reh (Rücken)	390	93
Wildgeflügel (Dose)	340	81
Ente	810	194
Gans	960	230
Huhn (Brathuhn)	450	107
Suppenhuhn	840	200
Truthahn (Puter)	700	168
Fische und Fischwaren		
Aal	875	209
Heilbutt	370	88
Hering (ganzer Fisch)	650	155

	100 g eingekaufte Ware enthält: Joule	Kalorien
Hering, Filet	930	222
Kabeljau, Dorsch (Filet)	325	78
Rotbarsch (Goldbarsch) ganzer Fisch	230	55
Schellfisch, ganzer Fisch	190	46
Seelachs, ganzer Fisch	240	57
Forelle (Bach-Regenborgenforelle)	220	52
Hecht	205	49
Karpfen	270	65
Aal, geräuchert	1120	267
Bückling, geräuchert	610	146
Salzhering (Pökelhering)	420	100
Matjeshering (Filet)	1190	285
Heringe in Soßen	1120	268
Lachs in Dosen	710	170
Ölsardinen (nur abgetropfte feste Teile)	1005	240
Thunfisch i. Öl (feste und flüssige Anteile)	1270	304
Krabben in Dosen	355	84

Eier

Hühnerei, St. ca. 57 g	350	84

Milch und Milcherzeugnisse

Kuhmilch, 3,5 % Fett (Vollmilch)	275	66
Kuhmilch (Roh-, Vorzugsmilch)	295	70
Teilentrahmte (fettarme Milch)	190	45
Entrahmte Milch (Magermilch)	145	35
Buttermilch	150	36
Kondensmilch, ungez. (7,5 % Fett)	570	137
Kondensmilch, (10 % Fett)	760	181
Trockenvollmilch (Pulver)	2090	500
Trockenmagermilch (Magermilchpulver)	1550	370
Schlagsahne mit 30 % Fett	1260	302
Sahne (Rahm)	530	127

	100 g eingekaufte Ware enthält: Joule	Kalorien
Vollmilch-Joghurt	310	74
Joghurt aus entrahmter Milch	165	40
Eiscreme	860	205
Hartkäse, vollfett (45 % Fett i. Tr.)	1555	372
Hartkäse, dreiviertelfett (30 % Fett i. Tr.)	1170	279
Weichkäse, halbfett (20 % Fett i. Tr.)	815	195
Edamer Käse, fett (40 % Fett i. Tr.)	1320	316
Doppelrahmfrischkäse, (60 % Fett i. Tr.)	1485	355
Camembert (45 % Fett i. Tr.)	1255	300
Schmelzkäse, halbfett	875	209
Magerkäse, unter 10 % Fett i. Tr.	805	192
Speisequark, mager	370	88
Sahnequark (40 % Fett i. Tr.)	695	166

Öle und Fette (pflanzliche und tierische)

Butter, Deutsche Marken-, Molkerei-,	3240	775
Margarine	3180	761
Mayonnaise	2130	509
Olivenöl	3880	927
Schweineschmalz	3960	947
Sonnenblumenöl	3885	928

Lebensmittel pflanzlicher Herkunft

Getreideerzeugnisse

Vollreis	1550	371
Reis, poliert	1540	368
Gerstengraupen	1550	371
Haferflocken	1680	402
Weizengrieß	1550	370
Corn flakes	1620	388

	100 g eingekaufte Ware enthält: Joule	Kalorien
Eierteigwaren (Nudeln, Makk., Spaghetti u. ä.)	1630	390
Weizenmehl Type 550	1550	370
Maisstärkemehl	1535	367
Roggenvollkornbrot	1000	239
Brötchen (Semmeln)	1160	278
Mischbrot (Roggen-Weizen)	1055	252
Weizenvollkornbrot	1010	241
Knäckebrot	1590	380
Zwieback, eifrei	1685	403
Biscuit	1845	441
Kuchen i. D.	1310	314
Bierhefe, getrocknet	1440	344
Klare Suppen mit Einlagen je Teller = ca. 18 g Substanz	1465	350
Gebundene Suppen mit Getreideerz. je Teller = ca. 20 g Substanz	1610	385
Gebundene Suppen mit Hülsenfr. je Teller = ca. 22 g Substanz	1650	395
Kartoffeln		
Kartoffeln mit Schalen	285	68
Kartoffeln ohne Schalen	350	85
Kartoffelknödelmehl (je 100 g verzehrf. Zubereitung = 30 g Trockenprodukt)	1400	335
Kartoffelpüree (trocken) (je 100 g verzehrf. Zubereitung = 15 g Trockenprodukt)	1530	365
Pommes frites (erhitzte)	1130	270
Hülsenfrüchte		
Bohnen, weiße	1460	349
Erbsen, gelbe, geschält	1500	359

	100 g eingekaufte Ware enthält: Joule	Kalorien
Linsen	1480	354
Sojamehl, vollfett (Sojaflocken)	1960	469
Süßwaren		
Bonbons	1630	390
Kakaopulver, schwach entölt	1975	472
Pralinen	1910	457
Schokolade (Vollmilch)	2355	563
Bienenhonig	1275	305
Marmelade	1090	394
Zucker	1650	394
Gemüse		
Blumenkohl	70	17
Bohnen, grün (Schnittbohnen)	130	31
Chicorée	60	14
Endivie	55	13
Erbsen, grün	155	37
Feldsalat (Rapunzel)	70	17
Grünkohl (Braunkohl)	95	23
Gurken, ungeschält	30	7
Kohlrabi	75	18
Kohlrübe	120	29
Kopfsalat	40	10
Kürbis	85	20
Lauch	90	22
Meerettich	165	40
Möhren, Karotten/Mohrrüben	120	29
Paprikafrüchte, -schoten	90	22
Radieschen	50	12
Rettich	65	15
Rhabarber	60	14
Rosenkohl	175	42

	100 g eingekaufte Ware enthält: Joule	Kalorien
Rote Beete	120	29
Rotkohl (Blaukraut)	90	21
Schwarzwurzel	170	41
Sellerie	115	28
Spargel	65	15
Spinat	75	18
Tomate	75	18
Weißkohl (Weißkraut)	80	19
Wirsingkohl	100	24
Zwiebel	175	42
Petersilie, Blatt	155	37
Schnittlauch	230	55
Erbsen, grün (Konserven)	275	66
Tomatenketchup	450	107
Tomatenmark	210	50
Champignon	90	22
Pfifferling (Rehling)	60	14
Steinpilz	115	27
Steinpilz, getrocknet	1185	283
Grüne Bohnen, getrocknet	1370	328
Karotten, getrocknet	1370	328
Kohl, getrocknet	1485	355
Zwiebeln, getrocknet	1415	338
Nüsse		
Erdnüsse, geröstet u. geschält	2720	650
Haselnüsse ohne Schale	2890	690
Mandeln ohne Schale	2725	651
Walnüsse ohne Schale	2950	705
Obst		
Äpfel	210	50
Birnen	230	55

	100 g eingekaufte Ware enthält: Joule	Kalorien
Kirschen, süß	240	57
Aprikosen	205	49
Pfirsiche	175	42
Pflaumen	245	58
Erdbeeren	150	36
Weintrauben	290	70
Ananas	125	30
Apfelsinen, Orangen	160	39
Bananen	275	66
Grapefruits	95	23
Zitronen	75	17
Trockenobst		
Trockenmischobst i. D.	1155	276
Äpfel	1170	279
Aprikosen	1280	306
Feigen	1125	269
Pflaumen	1040	249
Rosinen	1135	271
Obstkonserven i. D.	350	84
Apfelkompott	330	79
Fruchtsäfte		
Apfelsaft	190	46
Grapefruitsaft i. Dosen	125	30
Johannisbeersaft, schwarz	230	55
Orangensaft	200	47
Sanddornbeerensaft	110	26
Traubensaft	310	74
Alkoholhaltige Getränke		
Weißwein, deutsche Lage	290	70
Rotwein, deutsche Lage	320	77

	100 g eingekaufte Ware enthält: Joule	Kalorien
Vollbier, hell	195	47
Vollbier, dunkel	140	33
Malzbier, Malztrunk	220	52
Trinkbranntwein	1045	250
Weinbrand	1000	240
Eierlikör	710	170

Über den Stuhlgang

Fünf Grundregeln, damit dieses Thema kein Dauerthema wird:

1. Das wichtigste bei Verstopfung ist die Erziehung des Darmes zur *regelmäßigen* Entleerung — also täglich morgens zu einer *bestimmten Zeit* auf die Toilette gehen, auch dann, wenn man nicht unbedingt muß. Allerdings — lange Sitzungen und starkes Drücken sind auch nicht nötig — wenn es wirklich einen Tag mal nicht geht, geht die Welt nicht unter.

2. Es muß versucht werden, *alle bisher eingenommenen Abführmittel wegzulassen;* auch pflanzliche Medikamente und Tees führen zur Gewöhnung, zur ständigen Erhöhung der Dosis und nützen am Ende nichts mehr. Zum Übergang: Morgens ein bis zwei Eßlöffel Leinsamen (gleich in welcher Form, ob gemahlen oder ungemahlen, ob eingeweicht, gequollen oder trocken), abends ein bis zwei Eßlöffel Kleie. Bei Kindern auf keinen Fall mit Abführmitteln anfangen: Eingeweichte Trockenpflaumen und Feigen, auch das Wasser, das süß und gut schmeckt, trinken lassen.

3. Morgens vor dem Aufstehen im Bett mit angezogenen Knien *einige Minuten Bauchmassage:* Eine Hand auf die andere zur Druckverstärkung legen und im großen Kreis um den Nabel im Uhrzeigersinn (Dickdarmverlauf!) sanft kreisend massieren.

4. Das wichtigste ist eine *schlackenreiche Kost.*
   a) Alle *Vollkornprodukte,* d. h. alle Getreidearten, die nicht voll ausgemahlen sind. Vollkorngetreidebrei, Vollkornbrot, Knäkkebrot, Müsli mit Vollkornhaferflocken, Leinsamenbrot.
   b) *Alles Rohgemüse und alle Salate:* Spinat, Grünkohl, Blumenkohl, Kohlrabi, Blaukraut (Rotkohl), Sauerkraut, Weißkraut, gelbe Rüben, rote Rüben, Rettich, Sellerie, Fenchel, Bohnen usw. Die Fasern als Schlacken bewegen den Darm! Alle Salate, viel Rohkost, aber auch das gekochte Gemüse, sind für den Darm günstig.
   c) *Alles Obst,* evtl. auch Kompott, getrocknete Pflaumen, Aprikosen, ausgenommen Bananen.

5. Bei Verstopfung *darf man nicht essen:*
   a) *Alle Arten von Zucker;*
   b) *Alle Arten von Weißmehlprodukten* wie Weißbrot, Semmeln, Kuchen, Gebäck, Teigwaren, Pudding, Grieß. Ferner Schokolade, Marzipan, Nougat. Auch schwarzer Tee, Rotwein und Kakao verstopfen.
6. In exotischen Ländern, in denen es keine Stühle gibt, hat der Mensch auch meist keine Stuhlgangprobleme, d. h. sitzen ist sehr ungünstig. Da Sekretärinnen z. B. das nicht unbedingt ändern können, muß man zu *Hockgymnastik* raten (Übungen in der Hokke, von flacher Rückenlage aus aufsetzen usw.). Das heißt also, alle Übungen, die die Bauchmuskeln spannen, sind günstig für den Darm.

Verstopfung ist ein Zivilisationsleiden. Ungenügende Bewegung und Konservenkost haben viel dazu beigetragen. Übrigens: Abführmittel sind keine Schlankheitsmittel. Lassen Sie sich da nicht irreführen: So einfach ist es nicht, daß man mit einem Abführmittel überschüssige Pfunde verlieren kann.

Wie oft muß man normalerweise Stuhlgang haben? Die Meinungen gehen auseinander, doch die meisten sagen *einmal täglich, am besten morgens.*

Wenn ich meine Patienten in der Sprechstunde frage, ob der Stuhlgang normal sei, dann sagen die nicht Verstopften ja. Was ist aber außer dem »einmal täglich« noch normal und wichtig? Die Form: fast noch wichtiger *als täglichen Stuhlgang zu haben ist es, einen geformten Stuhl zu haben.*

Auch wenn es ein Tabuthema ist, muß man der Wichtigkeit halber darüber sprechen: eine Verdauung, die in Ordnung ist, zeigt sich u. a. in einem geformten, wurstförmigen braunen Stuhl. Der Darmexperte Dr. F. X. Mayr (Mayr-Trockensemmel-Milchkuren) hat ein Buch mit mehreren 100 Seiten allein über die Wichtigkeit dieses Faktors geschrieben und er hat gesagt, daß der große Klosettpapierverbrauch des Zivilisationsmenschen ein absolut sicheres Zeichen für seine geschädigte Darmflora ist. (Im übrigen verunreinigen sich auch Tiere wie Hunde, Katzen, Pferde, Ziegen, Schafe,

Rehe und Hasen nicht bei der Darmentleerung, soweit sie gesund sind. Der Tierarzt erkennt geradezu die Darmerkrankung, wenn der Stuhl des Tieres schmierig und breiig ist.)

Also nochmals die Experten: »Ein normaler Stuhlgang ist wurstförmig geformt, mit abgerundeten Enden, infolge eines Schleimüberzugs an der Oberfläche glatt. Mangels Gasbeimengung geht er im Wasser unter und weist nur geringen Geruch auf. Er darf weder auffallend übel noch auch säuerlich riechen, was Darmfäulnis bzw. Darmgärung anzeigt. Die Entleerung des Stuhls wird vom gesunden Darm auf säuberlichste Weise vollzogen, weshalb merkliche Beschmutzung des Afters bereits auf Schädigung des Darmtraktes schließen läßt.«

Die heutzutage weitverbreitete Verstopfung ist im Gegensatz zum breiigen Stuhl von gesundheitlich geringerer Bedeutung, auch wenn sie für den Betroffenen recht lästig sein mag. Unter Hundertjährigen sind viele, die chronisch verstopft waren. Schwieriger wird die Sache erst dann, wenn im Wechsel damit immer wieder übelriechender, weicher Stuhl auftritt, was relativ häufig ist, besonders gegen Ende des Stuhlgangs. Ein stinkender Stuhl ist immer Folge von Darmfäulnis — oft durch zuviel Fleischeiweiß hervorgerufen. Ein breiiger Stuhl bedeutet, daß der Organismus fermentschwach ist, d. h. der Magen oder die Bauchspeicheldrüse oder die Leber-Galle zu wenig Verdauungssäfte produzieren. Es kann auch bedeuten eine Schleimhautreizung oder einen Mangel an gesunden Darmbakterien (oft nach Penicillin- und Antibiotikabehandlung).
Wie ist es mit dem Einwand: »Ich vertrage aber keine schlackenreiche Kost, ich vertrage kein Vollkornbrot, ich vertrage keine Rohkost (Gemüse roh, Salate), ich vertrage kein rohes Obst«? In den meisten Fällen kann man darauf sagen: man verträgt es nicht, weil man es selten ißt! Alles ist Training und Übung: Wo soll der Verdauungsapparat die Säfte und Fermente für diese Nahrung hernehmen, wenn er sie kaum kennt? Es gibt da also nur eins: *Den Organismus langsam dafür üben, den Fermenthaushalt trainieren. Mit kleinen Mengen täglich beginnen!*

Über Klistiere, Einläufe und Darmbäder

Es ist ein Gesetz der Naturheilkunde, daß bei jeder Krankheit die wichtigsten Sofortmaßnahmen sind:

1. Bettruhe
2. Wärme
3. Darmreinigung
4. Fasten

Im *Krankheitsfall* wird also immer notwendig sein, den Punkt 3, die Darmreinigung, *möglichst schnell* vorzunehmen.
Mit Glaubersalz oder Rizinusöl kann man zwar im akuten Fall abführen — am schnellsten aber geht es mit dem Klistier oder dem Einlauf:

1. Das Klistier

Man kaufe in der Drogerie oder in der Apotheke ein einfaches Klistiergerät; es besteht aus einem Gummiball mit Hartgummieinsatz, Fassungsvermögen meist 100—200 ccm. Das Hartgummirohr wird eingefettet (Vaseline, Hämorrhoidalsalbe, etc.) und das Klistier durch Ansaugen mit Flüssigkeit gefüllt. *Was nimmt man?* Gewöhnliches Wasser, Kamillentee oder einen milden Abführtee (am besten eine Mischung aus Faulbaumrinde und Fenchelsamen zu gleichen Gewichtsteilen — ein bis zwei Löffel kurz aufkochen). Die Temperatur soll körperwarm sein (Vorsicht: nicht zu heiß machen!) — aber auch kalt (wirkt dann zusätzlich als Temperaturreiz!) ist möglich. Klistiere sind einfach durchzuführen und auch bei Kindern eine dankbare Maßnahme.

2. Der Einlauf

Manche kennen ihn vom Krankenhaus her oder von den Fastenkuren, während denen er eine wichtige Rolle spielt. Für den Hausgebrauch geht es so: Zu einer gewöhnlichen Gummiwärmflasche kann man in gutsortierten Drogerien einen Schraubgewindeanschluß mit ca. zwei Meter Gummischlauch und Hartgummiansatz mit Verschlußhahn kaufen. Von der Wärmflasche wird der Verschluß abgeschraubt und das Schraubgewinde mit Gummischlauch und Ansatzrohr aufgeschraubt — und schon ist die Einlaufapparatur gebrauchsfertig! Gefüllt wird mit 1—½ Liter Flüssigkeit (das gleiche wie beim Klistier), hier immer körperwarm. Nun wird die gefüllte Wärmeflasche aufgehängt, damit ein Flüssigkeitsgefälle entsteht (Hahn am Hartgummirohr vorher schließen!), z. B. am Türhaken. Selbst begibt man sich in Knie-Ellbogenlage, führt das eingefettete Darmrohr vorsichtig und langsam ein — und öffnet den Hahn. Wichtig ist jetzt, daß man nur jeweils kurze Zeit den Hahn geöffnet hält — sonst kommt die Flüssigkeit zu schnell in den Mastdarm, verteilt sich kaum und übt dort sofort einen starken Stuhldrang aus. *Also in Etappen öffnen, schließen, atmen, entspannen usw.* Mit Geduld schafft man die übliche Einlaufmenge von 1—½ Liter. Wichtig ist jetzt, daß die Flüssigkeit behalten wird für ¼—½ Stunde. Nach Ende des Einlaufs sich entspannt hinlegen, feuchtheiße Kompressen oder Wärmeflasche auf den Leib. Bei der dann folgenden Entleerung wird man ganz erstaunt sein, was an Mengen von Stuhl und Stuhlresten herauskommt! Man kann dann, wenn die Hauptmenge entleert ist, noch durch eine leichte Darmmassage (im Uhrzeigersinn einen großen Kreis um den Nabel — linke Hand auf die rechte aufgelegt, mit sanftdrückenden Kreisbewegungen) nachhelfen.

Freilich sind Einläufe auf die Dauer nicht das Tagtägliche, weil die notwendigen Darmbakterien zu sehr ausgespült werden. Aber bei drastischer Verstopfung, zur einleitenden Krankenbehandlung und während Fastenkuren sind sie unentbehrlich.

3. Das Darmbad

Es wird auch als subaquales Darmbad bezeichnet, setzt eine komplizierte Apparatur voraus und ist nur im Krankenhaus oder Sanatorium möglich.

So haben wir mit diesen Maßnahmen gute Möglichkeiten zur Gesunderhaltung unseres wichtigen Organs Darm.

Praktizierter Umweltschutz!

1. Verwenden Sie *keinen bunten Zellstoff, gefärbte Papierhandtücher,* oder *rosa Toilettenpapier!* Papier löst sich zwar im Wasser auf — *die Farbe aber bleibt übrig.* Ungebleichtes, graufarbenes Papier tut's für solche Zwecke ja auch — und der Umwelt ist geholfen.
2. Die *chemischen Reinigungen* hängen jedes Kleidungsstück an einen eigenen *Drahtbügel und hüllen alles in Plastik.* Oft braucht man beides nicht und kann die Sachen über den Arm gelegt nach Hause tragen. Daheim belastet man die Mülltonnen ein Stückchen weniger.
3. Gebrauchen Sie nur *Gefäße, die sich rasch auflösen! Flaschen aus PVC gehen giftige Chlorgase frei,* wenn sie verbrannt werden (es handelt sich um weiche Plastikflaschen für Shampoo, Spülmittel und andere Haushaltswaren). Nach Möglichkeit benütze man *besser Papier und Pappbehälter.* Sollte man diese Möglichkeit nicht haben, so werfe man wenigstens die PVC-Gefäße nicht sofort nach dem ersten Gebrauch weg, sondern verwende sie mehrmals wieder.
4. Kaufen Sie *keine Behälter, die man nicht zurückgeben kann!* Wir müssen — wenn unsere Kinder nicht im Müll ersticken sollen — unsere Bequemlichkeit abbauen: *Die Mehrwegflasche muß sich wieder durchsetzen.* Man kaufe keine Mineralwasser und Säfte, wo die Glasflaschen nicht zurückgenommen werden.
5. Glücklicherweise haben sich die *Altglas-Container* durchgesetzt. Heute, wo jeder ein Auto hat, soll es kein Problem mehr sein, wirklich jedes Glas zu sammeln und von Zeit zu Zeit an einem solchen Container vorbeizufahren.
6. Batterien können häufig ebenfalls schon zu Sammelstellen gegeben werden — *keine Batterie gehört in eine Mülltonne.* Wegen des Quecksilbers sind sie gefährliche Umweltschädiger (Grundwasser!). Autobatterien nehmen alle Autowerkstätten an, Kleinbatterien häufig die Geschäfte, in denen man neue kauft.

7. *Aluminium ist ein kostbarer und nicht vermehrbarer Rohstoff:* Auch hier soll jeder Haushalt eine kleine Sammelschachtel haben, wo *Tuben* (Zahnpaste, Cremes etc.), die fast alle aus Aluminium sind, gesammelt und einmal im Jahr abgegeben werden.

8. Selbstverständlich gehören *alte Autoreifen* weder in Bäche noch in die Landschaft. Einmal nimmt sie der Händler und zum anderen haben viele Kommunen Sammelstellen eingerichtet. Dasselbe gilt natürlich für *altes Autoöl*, das einer der katastrophalsten Umwelt- und Grundwasserverschmutzer ist.

9. Der Tankwart soll auch nicht den *Benzintank* derart auffüllen, daß etwas überläuft. Auch das bedeutet gefährliche Verschmutzung.

10. Überhaupt müssen wir — bei aller Liebe zum Auto — uns eingestehen, daß dieses Fahrzeug einer der gefährlichsten Umweltverschmutzer ist. Wenn möglich unbedingt *bleifreies Benzin tanken* und sich sobald als möglich einen Katalysator einbauen lassen. Es ist unbegreiflich, daß noch im Jahr 1986 so ein Hin und Her in Sachen Waldsterben — Katalysator — Geschwindigkeitsbeschränkung sein kann. Es ist unverständlich, daß man nicht alles befürwortet, was den Wald und die Umwelt rettet. Jetzt wird vieles an positiven Maßnahmen — weil zu halbherzig — zu spät kommen.
Jeder muß von sich aus handeln, ehe die langsame Bürokratie tätig wird: *Eisenbahn benützen, Fahrradfahren, bleifrei tanken, Katalysator einbauen lassen, nicht über 100–120 km/Stunde fahren!* (Man wird zudem erstaunt sein, wie günstig sich die Tempobeschränkung auf den Geldbeutel auswirkt: Wenn man ein neueres Automodell hat, das eine Benzinverbrauchsanzeige besitzt, merkt man sehr schnell, was sparsames Fahren heißt! Starkes Beschleunigen, rasantes Anfahren, Vollgasfahren, zu hoch- oder zu niedrigtourig fahren — da geht die Zeigernadel schlagartig auf doppelten Verbrauch.)

11. Gründen Sie, falls Sie zur Arbeit fahren, eine *Fahrgemeinschaft.* Ein Wagen mit 4 Menschen verursacht weniger Luftverschmutzung als 4 Autos mit je 1 Fahrer.

12. Können Sie wirklich nicht mit dem *Bus, der U- oder S-Bahn fahren?* Ich kenne in München viele Menschen, die es könnten und aus unbegreiflichen Gründen nicht tun. Lieber fahren sie 10 Minuten um 4 Häuserblocks, um einen Parkplatz zu finden, als von den anderen Möglichkeiten Gebrauch zu machen.

13. Auch *Nichtrauchen ist praktizierter Umweltschutz. Rauchfreie Zonen* in allen öffentlichen Gebäuden sollten allmählich selbstverständlich sein. Auch sollte jedermann am Arbeitsplatz die Möglichkeit haben, gute Luft als Basis-Medikament überhaupt zu atmen — vor allem seitdem wir wissen, wie intensiv der Nichtraucher das Nikotin und die Teerstoffe aufnimmt.

    Die Raucher sollten keine Filterreste wegwerfen (Straße, Kanalsystem), sie lösen sich schlecht auf.

14. Wir werden im eigenen Dreck ersticken, wenn wir nicht umdenken! Werfen Sie nicht alles, was Sie im Moment nicht brauchen, dort weg, wo Sie gerade stehen oder gehen. An so vielen Stellen sind *Papierkörbe und Aschenbecher* aufgestellt, und trotzdem beschäftigen wir ein Heer von Menschen, die unseren Abfall aufräumen. Hat es nicht auch etwas mit menschlicher Würde zu tun, daß wir diese Arbeit für andere auf ein Minimum beschränken?

15. Befürworten Sie in Ihrer Gemeinde oder in Ihrem Stadtteil die weitere *Mülltrennung*. Einige Städte experimentieren schon mit der *»grünen Tonne«* für alle *organischen Küchenabfälle*. Ohne große Umwege nämlich können diese Abfälle der »Mutter Erde« wieder zugeführt werden, *Kompostierung heißt auch Einsparung von chemischen Düngemitteln.*

16. *Düngen Sie den Garten biologisch:* Algen-, Stein- und Hornmehl stehen neben vielem anderen zur Verfügung, und eine Reihe von Firmen bieten ein reichhaltiges Alternativprogramm an. Phosphate, ein Hauptbestandteil vieler chemischer Dünger, lassen See- und Flußalgen übermäßig gedeihen.

17. Auch bei den *Waschmitteln sollte man phosphatarme kaufen.* Große Illusionen darf man bei »biologischen Waschmitteln« nicht haben: Sie enthalten etwas weniger Chemie, sind aber nicht frei davon. Wenn irgend möglich, nehme man das gute alte Seifen-

pulver, eine relativ unkomplizierte Substanz. Von der überzogenen Rein- und Weiß-Waschmittel-Werbung und der Grauschleierideologie soll man sich befreien. Auch *maßvolles Umgehen mit Waschmitteln* ist angezeigt: Ein Drittel oder ein Viertel weniger bedeutet ein Weniger an Ausgaben und ein Weniger an Wasserverschmutzung.

18. A propos Wasser! Es gibt weniger, als wir denken. Verschwenden wir es nicht! Es gibt inzwischen sogenannte *Spar-Wasserkästen für Toiletten*, mit denen man verhindern kann, daß wegen jeder Paar Tröpfchen Urin (von Kindern zum Beispiel) gleich der ganze Spülkasten entleert werden muß. Informieren! Die Hersteller und Verkäufer mit diesen Wünschen konfrontieren! Bequemlichkeit überwinden!

19. *Man werfe nichts in die Toilette,* was man genausogut in den Mülleimer werfen könnte: keine Zigarettenkippen, kein altes Bratfett, keinen Kaffeesatz oder Teeblätter. (Die beiden letzten eignen sich als Dünger.)

20. *Vorsicht bei Wegwerfwindeln!* Sie verstopfen Abflußrohre und Kläranlagen und können große Scherereien verursachen.

21. Ich weiß nicht, ob es richtig ist, *Umweltsünden anderer zu tolerieren:* Wenn man aber an Kaminen sieht, daß richtig *giftige Rauchwolken* auf die Dauer aufsteigen, soll man vielleicht doch einmal im Rathaus anrufen und darauf hinweisen. Ganz sicher wollen wir kein Volk von Denunzianten werden — aber alles hinnehmen?

22. Eine grobe Unsitte ist es in Großstädten geworden, daß einige von ihren *ausrangierten Autos* das Nummernschild abmontieren und den Wagen abmelden, das Wrack aber einfach stehen lassen. Polizei anrufen! (Bedauerlich ist auch, daß solch ein ausrangiertes Fahrzeug oft monatelang einen dringend benötigten Parkplatz wegnimmt.)

23. Eine noch längst nicht annähernd erkannte *Belästigung ist der Lärm:* Eine kommende Generation wird die Hände über dem Kopf zusammenschlagen, wenn sie Tonbänder unseres alltäglichen und allgegenwärtigen Lärms abhört. Ist es nicht skandalös, was sich heute *Motorrad- und Mopedfahrer an Lärm*

erlauben dürfen? Hat hier die Freiheit nicht ihre Grenzen? Besonders ältere und kranke Menschen fühlen sich durch den Lärm geradezu terrorisiert. Sollte der Gesetzgeber hier nicht zum Einschreiten aufgefordert werden?

24. Das *Zuschlagen von Auto- und Garagentüren* geschieht häufig gedankenlos und mehrmals nacheinander. Kann dies nicht rücksichtsvoll geräuscharm vor sich gehen — *vor allem in den Abend- und Nachtstunden*?

25. Schutz in mehrfacher Hinsicht böten *verkehrs-beruhigte Wohnstraßen* — Tempo 30 — mit eingebauten Stolperschwellen, um die Auto- und Motorradfahrer wirklich zur Tempoverringerung zu zwingen. Schilder allein nützen wenig. Mit dem zweiten Gang Vollgas lautstark durch Wohnstraßen zu rasen sollte allen verleidet werden. Zudem würde man insbesondere Kindern und alten Menschen mehr Sicherheit und weniger Unfallgefahr bieten.

26. Eine Landplage ersten Ranges *sind die kleinen Privatflugzeuge und ihr Lärmpegel am Wochenende.* Reichen nicht schon die Linienflugzeuge und an Werktagen das Hinüberdonnern von Bundeswehrtieffliegern? Kann man es noch verantworten in einer Welt voll von Lärm (und Energieknappheit außerdem) jedem, der es bezahlen kann, sein Flugzeug zu gestatten? Dasselbe gilt natürlich für die *Motorboote auf den Seen.*

27. Praktizierter Umweltschutz ist es auch, den allgemeinen *Lärmpegel zwischen abends 22 Uhr und morgens 7 Uhr so gering wie möglich* zu halten. Manche Menschen poltern um diese Zeit sorglos an ihre Mülltonnen, lassen das Auto im Leerlauf laufen und könnten das Radio und den Fernseher genausogut um eine Lautstärke verringern. Gedankenlosigkeit? Regt man sich immer nur über die anderen auf, die so etwas machen?

28. Eine *Riesenplage ist die Rasenmäherseuche!* Gar manchem Nachbarn wird sein ruhiger Samstagnachmittag, auf den er sich die ganze Woche über gefreut hat, vergällt. Ganze Wohnviertel surren nach Feierabend und am Samstag vor sich hin. Muß der Rasen wirklich alle 8 Tage gemäht werden? Kann man da nicht wenigstens einen elektrischen anstatt einen mit Benzinmotor

betriebenen Rasenmäher anschaffen? Oder wenn man gar eine sogenannte Naturwiese beläßt und sie nur zweimal im Jahr mit einem Balkenmäher mäht? Mehrere Nachbarn könnten sich gemeinsam einen solchen anschaffen, weil man ihn ja wirklich nur selten benötigt.

29. *Verbrennen Sie kein Laub!* Außer, daß es die Umwelt belästigt, ist es schade, wenn eine Natursubstanz nicht wieder der Natur zurückgeführt wird. Auch Kartons, die die Altpapiersammler nicht gerne haben, weil sie sich schwer weiterverarbeiten lassen, kann man *kompostieren.*

30. Gott sei Dank hat sich das *Sammeln von Altpapier* sehr durchgesetzt. Keiner soll sich davor drücken, von diesen Einsparmöglichkeiten Gebrauch zu machen: Die Mülltonnen werden leerer, der Wald als Papierrohrstoffquelle weniger beansprucht und das Grundwasser sowie die Luft durch die Papierfabriken ein wenig geringer belastet.

31. *Verzichten Sie auf einen Weihnachtsbaum* — auch wenn die Interessengruppen (Holzbauer und Holzhändler) einem immer wieder einreden wollen, daß damit kein wirklicher Baumverlust entsteht. Das mag schon sein, daß diese Bäumchen eigens dafür gepflanzt werden — wir werden aber in kürzester Zeit bereits um jedes Bäumchen froh sein, wenn das Waldsterben so weitergeht.

    Leider ist das von Gutmeinenden empfohlene Weihnachtsbäumchen im Pflanzkübel, das man nach Weihnachten wieder auspflanzen kann, kaum eine brauchbare Alternative. Mit Pflanzen kann man nicht machen, was man gerade will: Von der Dezemberkälte in die trockene und meist überheizte Wohnung und dann wieder hinaus in die Kälte — das hält so gut wie kein Baum durch.

32. Nehmen Sie ruhig eine *altmodische Einkaufstasche oder ein Netz* zum Einkaufen. Laufen Sie *nicht mit fünf Plastiktüten am Freitagabend* nach Hause. Sollten Sie männlichen Geschlechts sein und entsprechend eitel: dann stecken Sie zwei Plastiktüten in die Manteltaschen, und verwenden Sie diese mehrmals, anstatt

sich in jedem Geschäft eine neue geben zu lassen. So schont man die Umwelt und spart außerdem Kosten.

33. Verlangen Sie auch *gesundheitsfreundliche Nahrungsmittel*! Kaufen Sie ganz einfach keine Lebensmittel mehr, die mit Kunstdünger und Spritzmitteln zu jeder Jahreszeit hochgezüchtet werden können. (Das kann zum Beispiel bedeuten, keine Tomaten und Erdbeeren im Winter — denn es wird doch keiner glauben, daß man im Januar in holländischen Treibhäusern ohne hohen Einsatz von Kunstdüngern, giftigen Insektiziden, Pilz- und Schimmelbekämpfungsmitteln usw. usw. herziehen kann.

Wenn die Händler und die Erzeuger durch unsere Nachfrage merken, daß sie sich umstellen müssen, werden sie das in den meisten Fällen — um eine Umsatzeinbuße zu vermeiden — auch tun.

34. Da man jetzt an allen Ecken und Enden merkt, daß es mit unserer Umwelt nicht so weitergehen kann, sollten wir auch unsere *Kinder stärker auf die Wichtigkeit all dieser Dinge hinweisen*. Die neue Generation kann einer breitangelegten Katastrophe von gar nicht voll überschaubarem Ausmaß nur durch radikales Umdenken und anderes Handeln entgehen. (Das kann beim Wegwerfen von Kaugummi und Bonbonpapierchen beginnen und so schon frühzeitig aus einem jungen Menschen einen verantwortungsvollen Bürger machen.)

35. *Bürgerinitiativen* haben in den letzten Jahren einiges bewirkt: die Behördenbürokratie erfährt durch diese bisweilen eine positive Korrektur. Die *Proteste gegen Atomkraftwerke, größenwahnsinnigen Flughafen- und Autobahnausbau* — überhaupt gegen die Zerstörung und Verschandelung der Natur sind heute unüberhörbar. Je mehr der einzelne sich hier engagiert, desto größer wird die Wirkung sein.

36. Statt mehr Atomkraftwerke zu bauen, werden wir entschieden auf *umweltfreundliche Energien setzen müssen: Sonnen- und Windenergie*, wenn es die Eingriffe an der Natur zulassen, *auch mehr Wasserkraftwerke*. Man frägt sich als Laie manchmal, ob die

Interessen der Großindustrie nicht zu allmächtig sind — ob diese nicht primär aus wirtschaftlichem Gewinnstreben immer mehr Atomkraftwerke bauen will oder ob es auch ohne diese ginge. Freilich kommt der Strom nicht einfach so aus der Steckdose — und es würde voraussetzen, daß jeder von uns mehr Energie spart, viel mehr noch nachdenkt, ehe man alles einfach anknipst und auch ständig kontrolliert, ob nicht etwas ausgeschaltet werden kann.

37. Wer ein Haus baut, sollte *Sonnenkollektoren einbauen* lassen. Wissend, daß dies alleine nicht ausreicht, ist es heute doch bereits eine zusätzliche Energie und hilft die sündteure Ölrechnung zu verringern.

38. Beim letzten Punkt soll angedeutet werden, daß wir beim Umweltschutz bereits *über die Erde hinaus denken* müssen: wenn wir *Spraydosen* verwenden, *gefährden* wir *den Ozongehalt der Stratosphäre.* Es sind die Treibgase der Spraydosen, die dies bewirken — die Einstrahlung ultravioletter Sonnenstrahlen auf die Erdoberfläche wird dadurch verändert, die Gefahr von Sonnenbränden und Hautkrebs steigt an. Man überlege sich also gut, ob es eine Spraydose sein muß. Wieso sind wir eigentlich früher gut ohne solche ausgekommen? Im übrigen sei noch erwähnt, daß letztlich der *Stickstoffdünger ganz Ähnliches bewirkt: auch er gefährdet den Ozonschild durch das entstehende Stickoxyd.* Wissenschaftler in Mainz und in den USA haben nachweisen können, daß dies keine Hirngespinste sind — wenn die riesige Stickstoffdüngung so weitergeht auf der ganzen Erde, dann könnte schon um das Jahr 2000 eine kritische Situation entstehen.

Wir werden, wenn wir unseren Nachkommen nicht eine ausgebeutete und chaotische Erde hinterlassen wollen, uns wieder an langlebige und reparaturfähige Gebrauchs- und Wirtschaftsgüter gewöhnen müssen!
Die Wegwerf-Gesellschaft ist an ihr Ende gelangt! Umdenken — Neudenken!

Praktizierter Inweltschutz

Was Sie nicht bedenkenlos, was Sie nicht über längere Zeit und was Sie nicht ohne absolut zwingenden Grund und kundige Beratung nehmen sollen:

- Penizilline aller Art,
- Sulfonamide,
- Cortisone (auch Vorsicht mit Salben, die solche enthalten) und auch Hormone,
- Chemische Schlafmittel,
- Chemische Nerven- und Beruhigungstabletten,
- Fiebersenkende Mittel,
- Schmerzmittel.

Man bedenke immer, was ein Medizinprofessor einmal sagte: Wirken tun die starken chemischen Mittel schon — ob sie aber auch immer helfen!? Hören wir dazu noch, was der Schweizer Arzt Dr. Max Bircher-Benner vor Jahrzehnten bereits meinte:
»Viele moderne Therapien, vor allem die medikamentösen, spiegeln einen ›kürzeren‹ Weg vor, auf den der Mensch so gerne eingeht und dabei — den Weg verliert.« Und: »Die materialistische Epoche der Medizin hat wohl in manchen Richtungen große Fortschritte gebracht, in der entscheidenden Richtung, in der ursächlichen Therapie hat sie versagt. Sie richtete die Aufmerksamkeit des Kranken auf eine Hilfe von außen durch chemische Substanzen, durch Medikamente, durch lebensfremde Zauberkräfte, durch Tun, Eingreifen, kurz — die Macht anderer Menschen, vor allem des Arztes.«

Man vergesse also bei allen modernen Behandlungsmethoden und bei aller Dankbarkeit gegenüber starken Medikamenten in bedrohlichen Situationen nie das eine: Da die Ursache der meisten Krankheiten in einer falschen Lebensführung liegt, haben die Heilmaßnahmen sich vor allem mit dieser zu befassen!

Wichtig ist auch, *daß Sie sich nicht bedenkenlos oft röntgen lassen.* Es wird von vielen Ärzten heute scharf kritisiert, daß der Hausarzt eine Durchleuchtung veranlaßt, und, wenn der Patient dann kurz darauf in eine Klinik muß, das gleiche nochmal durchexerziert wird. Hier wird immer *noch sehr viel doppelt gemacht* — auf Kosten der Gesundheit des Betroffenen (von der vielbeklagten Kostenexplosion auf dem Gesundheitssektor ganz zu schweigen!).

Mitreden, sich als Patient emanzipieren, nicht alles hinnehmen. Da Sie Ihren Arzt oder Heilpraktiker indirekt oder direkt bezahlen (und das auch noch recht gut!), haben Sie ein Recht, Fragen beantwortet zu bekommen, Bedenken zu diskutieren und ihre Mitsprache anzumelden.

Zum Schluß einige Lebensregeln.

Leben Sie kritischer — leben Sie gesundheitsbewußter. Nehmen Sie Ihre Gesundheit selbst in die Hand.
Lernen Sie folgende Wörter, damit Sie leichter aus dem Trott herauskommen:
»Nein, danke.«
»Bekommt mir nicht, vielen Dank.«
»Lieber nicht, dankeschön.«
Diese Redewendungen werden Sie brauchen, wenn Ihnen am Sonntagnachmittag wieder die dritte Tasse Kaffee aufgenötigt wird,
wieder eine Zigarette angeboten wird, nachdem Sie vier Wochen vorher endlich aufhörten,
wieder eine fette Schweinshaxe essen sollen, obwohl Sie nach der letzten Gallenkolik davon eigentlich genug hatten!

Machen Sie es sich zur Gewohnheit, ohne schlechtes Gewissen und ohne Aggressionen schlicht und einfach, höflich und bestimmt etwas abzulehnen. Der Gefallen, den Sie jemandem tun, wenn Sie gegen Ihre Gewohnheiten verstoßen, ist ohnehin gering. Und in einer Hinsicht können Sie sogar sicher sein. Essen Sie schließlich aus purer Höflichkeit doch, was man Ihnen aufnötigt, und es bekommt Ihnen wie erwartet schlecht, wird man Ihnen trocken sagen: Ja, das hättest Du doch selber wissen müssen als wir, wir haben es ja nur gut gemeint! — Diese alten Zöpfe sollten also abgeschnitten werden. Ein für allemal.

Lachen Sie kräftig, wenn Ihnen jemand
sagt, es gäbe ein Schlankheitsmittel — es gibt nichts, außer weniger zu essen und sich mehr zu bewegen;
verrät, es gäbe etwas zum Rauchenabgewöhnen — es gibt nichts, als vielleicht kleine Kniffe, um es einfach aufzuhören;
weismachen möchte, es gäbe ein Mittelchen gegen das Alter — es gibt nichts, außer gesund zu leben!

Fallen Sie auch nicht herein auf
Knoblauchpillen, die geruchlos sind;
Sexpillen, die immer mehr versprechen, als sie halten können;
überhaupt Wunderpillen aus der Regenbogenpresse, die dem am meisten helfen, der sie Ihnen andrehen will! Er macht sein Geschäft damit — Sie sind immer der Dumme.

Resümee: Man kommt um eine gesunde Lebensweise nicht herum. Nicht mit Geld und nicht mit sonstwas. Je eher man das wahrhaben kann oder will — desto besser.

Nachwort

1. Das *Gesundheits-Interesse* der Bevölkerung ist *gut.*
2. Das *Gesundheits-Wissen* der Bevölkerung ist *begrenzt.*
3. Das *Gesundheits-Verhalten* der Bevölkerung ist *schlecht.*

Dieses Buch betrifft den Punkt 2:
Es möchte das *Wissen* um die Gesundheit *vermehren.* Daraus soll sich das *Verhalten bessern.*
Das Buch entstand nicht — wie sowieso zu viele — am grünen Tisch. In zwanzig Jahren Naturheilpraxis dachte ich mir oft: Meine Patienten *sollen selbst wissen,* was sie *tun müssen.* Nach wie vor tut Aufklärung not. Es gäbe aber doch schon zu viele Gesundheitsbücher, und die Zeitungen und das Fernsehen strotzen doch geradezu vor Aufklärung? Schon, das ist mir nicht entgangen! Aber: Oft ist die höchst *einseitig* und meistens auch noch mit vielerlei Profitinteressen verbunden. Allzuviele möchten Apparätchen, Mittelchen und Medikamente dabei loswerden. *Dieses Buch hier will Ihnen rein gar nichts verkaufen* — als eben Gesundheit. Und trotzdem hat es auch einen Haken: *Sie müssen selbst das Wesentliche dabei tun.* Sie selbst und nicht die anderen, Sie selbst und nicht alle die Mittel und Apparate und Medikamente. Nach wenigen Tagen aber werden Sie schon merken, daß der Einsatz lohnt.
Zu danken ist meinen vorbildhaften Lehrern, vor allem dem Kneipparzt und Gesundheitslehrer Herrn Dr. med. Karl Schöner (früher Burgbernheim/Mfr.), Herrn Dr. med. Markus v. Guggenberg (Brixen/Südtirol), Frau Rosa Schmid † (Eresing/Obb.) und Herrn Josef Angerer (München). Bei allen habe ich in der Praxis erfahren, daß unermüdliche Aufklärung und Ermunterung zur Eigenleistung notwendig ist.
Es wird heute viel von Emanzipierung des Patienten gesprochen. Es wird viel geredet von Kostensenkung im Gesundheitswesen. Alle diese Praktiker haben davon schon vor Jahrzehnten beigetragen — sie waren ihrer Zeit weit voraus.
Schließlich hat mich H. R. Gabler-Almoslechner viele Jahre in der

Einsicht bestätigt, daß die eigene Lebensweise ein wesentlicher Faktor ist.

Herrn Verleger Tibor Marczell (München) danke ich als dem Herausgeber des HP-Kuriers, daß er mir erlaubte, einige Aufsätze zu verwenden.

Bei Fräulein U. Junghans (München) bedanke ich mich für Manuskripthilfe.

Literaturverzeichnis

Angerer, Josef: *Krebsgefährdung durch unsere Nahrungsmittel*, Verlag Tibor Marczell, München

Batt, Hugo: *Vegetative Ermüdung als pathogenetisches Prinzip — Die Synthese in der Medizin*, Humata-Verlag Harold S. Blume, Freiburg/Brsg. 1955

Bircher-Benner-Kochbuch — das führende Kochbuch für gesunde Ernährung, Bircher-Benner-Verlag, Bad Homburg 1974

Bircher-Rey, Hedy: *Wie ernähre ich mich richtig im Säure-Basengleichgewicht?*, Humata-Verlag Harold S. Blume, Freiburg/Brsg.

Bruker, M. O.: *Zucker und Gesundheit*, Verlag Schwabe & Co., Bad Homburg

Buchinger, Otto: *Das Heilfasten*, Hippokrates-Verlag, Stuttgart 1958

Capital-Zeitschrift, Ausgabe Mai 1976

Deutscher Sportbund, Frankfurt/Main 71, Postfach 71 01 71, Literatur wie z. B. *Sport und Spiel für Ältere*

Franke, Hans und Schmitt, Ignaz: *Hundertjährige*, Chem.-pharm. Fabrik Schwarzhaupt, Köln 1

Gabler-Almoslechner, H. R.: *Gesicht — Angesicht — Antlitz* u. *Künftige Tage*, beide Eigenverlag, 7091-Neuler

Kretschmer-Dehnhardt, Liselotte: *Die Ernährung des Krebsgefährdeten und Krebskranken*, Haug-Verlag, Heidelberg 1972

Mommsen, H.: *Gesunde Kinder durch vollwertige Kost*, Bircher-Benner-Verlag, Bad Homburg

Palm, H.: *Das gesunde Haus — Unser nächster Umweltschutz*, Ordo-Verlag, 7750-Konstanz 19

Reckeweg, H.-H.: *Schweinefleisch und Gesundheit* in *Zeitschrift für biologische Medizin*, Heft 5/1977, Baden-Baden

Riemkasten, Felix: *Die Alexander-Methode – Bedeutung, Folgen und Abstellung der Haltungsschäden*, Haug-Verlag, Heidelberg

Scharl, Hubert H.: *Die Organsprache,* Verlag Tibor Marczell, München

Schultz, J. H.: *Übungsheft für das autogene Training,* Georg-Thieme-Verlag, Stuttgart

Wirths, W.: *Kleine Nährwerttabelle der Deutschen Gesellschaft für Ernährung e. V.,* Umschau-Verlag, Frankfurt/Main

Register